JN179071

精神疾患

岩波 明

角川文庫
20906

目次

はじめに　7

第一章　精神医学と精神症状　17

十七歳での異変／精神医学の特色／客観的評価の難しさ／精神医学と脳／脳の障害／未解明な記憶の世界／脳研究の現状／臓器としての脳／精神症状の分類

第二章　精神疾患の分類　45

『ミレニアム』／精神医学の悪用／障害年金と不正受給／障害という誤解／診断と病名の境界／原因別の三分法／内因性と心因性／伝統的な精神科診断

第三章　精神科における診断基準　71
精神疾患の国際分類／ＩＣＤ－10／ＩＣＤ－10の特徴／ＤＳＭ－５／ＤＳＭ－５のカテゴリー／ケーススタディ

第四章　精神医学の歴史　89
精神医療と収容／古代ギリシア・ローマ／魔女裁判／アサイラム／改革の始まり／責任能力／精神医学の成立／フロイトの帝国／向精神薬とＤＳＭ／日本の精神医療

第五章　統合失調症　115
精神病とは何か／幻覚と妄想／幻覚の出現／心乱れて／精神科に入院／厳格な父親／入退院のはざまで／統合失調症の類型／非定型精神病とパラフレニー

第六章　躁うつ病とうつ病　141
躁うつ病とは何か／成績優秀な知的青年／再入院と希死念慮／躁うつ病の治療／躁うつ病の分類／うつ病の多様性／うつ病と薬物療法／五十二歳の主婦／一番悪いのは彼女／うつ病とうつ状態／自分は癌に違いない

第七章　発達障害　173
発達障害とは何か／自閉症／言葉が遅い子／アスペルガー障害／ド・ゴール大統領／抑えられない衝動性／ＡＤＨＤ

第八章　精神疾患と犯罪　195
責任能力／精神障害と犯罪／責任能力判定の「慣例」／殺人事件／その車は俺の車だ／恐怖か殺意か／刺したけど死んではいない／「措置入院」の弊害／精神保健法から医療観察法へ

第九章　精神科とクスリ　221
向精神薬／薬の副作用／抗精神病薬／興奮状態／幻覚妄想状態／抗うつ薬／新規抗うつ薬／ＳＳＲＩの副作用／抗不安薬／睡眠薬／その他の薬物／薬物依存

第十章　精神科と医療費　247
医療費の問題／医療崩壊／保険診療／疾患の重要性／適正な予算配分のために／ＤＡＬＹ／うつ病のＤＡＬＹ

おわりに　265
文庫版おわりに　267

はじめに

本書は、一般の読者の方を対象とした精神医学の入門書である。その内容としては、精神医学に関する考え方から、疾患の分類法、主要な精神疾患の概略まで多岐にわたるものとなっている。

精神疾患は、本来は他の身体的な疾患と同じように扱うべきものであるが、これまではかた寄った視点からとらえられることが多かった。かつてヨーロッパで始まり日本にも広まった「反精神医学」は、精神疾患を通常の「病気」であるとは考えず、「社会的な抑圧によって出現した現象」と見なした。この考え方は明らかに誤りであるが、いわゆる「人権派」の一部は、いまだに同様の「思想」に執着している。

一方、フロイトとその亜流である「精神分析」派は、精神疾患が患者の過去の生育歴と関連すると主張した。彼らの説によれば、思春期以降に精神疾患が発症するのは、親の養育の仕方などによるためで、虐待やネグレクトなどは言うまでもなく、不適切な生育環境がトラウマ（心的な外傷）となり、病気を発症させるのだという。

現在までに、精神分析の概念に科学的根拠はないことが明らかにされ、さらに治療面での有効性も明らかではない。それにもかかわらず、精神分析派の信奉者は精神医学の内部にも存在しており、人文科学においては理論的な支柱としてまだまだ健在である。

反精神医学や精神分析はセンセーショナルな活動をしたり、スキャンダラスな理論を強調したりすることによって、時には両者が結びついて存在をアピールしたが、精神疾患の治療という面で寄与した点はわずかであり、むしろ、患者を不幸にしたケースの方がはるかに多かったと思われる。

反精神医学の信奉者は、薬物療法を敵対視した。このため、無理な薬物の減量によって症状の悪化がみられた患者は数多い。また精神分析による「精神療法」は、長時間の面接を患者に強要するものである。患者は、健康保険がカバーできない多額の支払いを求められた。

さらに「精神療法」においては、患者は自ら封印し心の表面に出現しないように隠していた「秘密」を暴露しなければならない。そしてその秘密をこと細かく吟味されるのである。これは患者にとって大きな心理的負担となる。その結果、精神的に混乱し自殺未遂などを起こすこともまれではないし、必要以上に依存的となり治療者（カウンセラー）に対して不毛な恋愛感情を抱くことも多い。

本来の精神疾患は、単なる「疾患」として考えるべきである。特別扱いしない方がよい。あらためて言うまでもないが、病気は人間の社会に対する重大な脅威であるとともに、個人の生き方や生涯を大きく左右する。

健康や若さの回復、あるいは不死を願って、過去の人々は病を恐れるだけでなく、それに戦いを挑んできた。「賢者の石」という究極の生命体を求めた中世ヨーロッパの錬金術は近代科学への架け橋として語られることが多いが、同時に錬金術は「不老不死」を求める医術という側面も持っていた。

高名な錬金術師で、人気アニメ『鋼の錬金術師』のキャラクターのモデルであるパラケルスス（フォン・ホーエンハイム）は、スイス、バーゼル大学医学部の教授を務めていたこともあった。パラケルススについては、バーゼル大学医学部出身である高名な精神科医であるカール・グスタフ・ユングも、その著書「心理学と錬金術」で詳しく記載している。

当時、何よりも重要であったのは、感染症である。中世のヨーロッパで大流行し黒死病と呼ばれたペストは、数千万人もの命を奪った。それは、国家の存続そのものを危うくした。その後、衛生状態の改善と抗生物質の開発により、大部分の先進国においてペストをはじめとする多くの感染症は駆逐されている。しかし、いまだに新しい感染症の猛威は繰り返し起きている。

かつて結核は、死を招く病であった。二十代、三十代の青年が結核によって命を失うことがまれになったのは、ようやく第二次大戦後に抗結核薬が普及してからのことである。戦前の日本においては、正岡子規《まさおかしき》、宮沢賢治《みやざわけんじ》、中原中也《なかはらちゅうや》など多くの著名な文学者たちも結核によって亡くなった。

最近も、エイズ、鳥インフルエンザ、新型インフルエンザなどの新しい感染症が次々と出現した。抗生物質に耐性を持ったMRSA（メチシリン耐性黄色ブドウ球菌）の感染も、医療施設で蔓延《まんえん》している。新型インフルエンザについては、政治家（当時の厚生労働大臣）によるパフォーマンスによって、国際空港における長時間の拘束など無駄な空騒ぎが生じたこともかつて起きている。

けれども克服できていない病気は、感染症だけではない。外科治療や抗がん剤の進歩にもかかわらず、がん（悪性腫瘍《しゅよう》）が発症するメカニズムについて解明されているのはごく一部に過ぎず、いまだに死因の第一位はがんが占めている。

身体の病気のために、人は人生の目標を中途であきらめなければならないかもしれない。死の到来が現実的になることによって、精神的に大きなダメージを受けることも少なくないが、それでも生命が消えるその瞬間まで、自らの人生への夢を追い求めることは可能である。

三十一歳の若さで結核によって世を去った小説家の梶井《かじい》基次郎《もとじろう》は、臨終の床に至っても作家であり続けようとした。彼は、発熱と呼吸困難に襲われながらも作品を書き続けた。

それでは、精神の病の場合はどうであろうか。これについては、ひとことでまとめるのは難しいように思われる。自殺のような不幸な転帰をみることもあるが、精神疾患そのものによって生命を奪われる例は、ごくわずかである。

しかし、精神疾患を発症したことによって、その人の人生が大きく変わってしまうことはしばしばみられる。慢性的な幻聴に悩まされる人は、いつもその幻聴がささやく言葉に行動を左右されてしまう。あるいは、うつ状態によって意欲が障害され、思考力や判断力が抑制された状態が続くと、それまで可能であった社会的な役割をこなすことが困難となる。

WHO（世界保健機関）は、近い将来にうつ病は、すべての病気の中で、「日常生活を障害する疾病」の第一位になると予測した。企業においては、働き盛りにうつ病を発症したために、回復してからも、それまでの充実したパフォーマンスを維持できない社員は少なくない。

このような例とは別に、精神疾患を「病気」としてとらえる場合、注意すべき点がある。生まれながらの特徴、素質が「精神疾患」のカテゴリーとして分類されているケースである。その代表的なものが「発達障害」に属する疾患である。

このような捉《とら》え方には、違和感を覚える人もあるであろう。なぜかというと、発達障害の診断には、十分な客観的裏付けがあるとはいえないからである。それにもかかわらず生来の「性格」や「行動上の特徴」だけを手がかりとして、病気と断定することは、もう少し慎重であるべきかもしれない。

かつて、骨相学という学問の分野が存在した。これは頭蓋骨《ずがいこつ》の大きさや形状から、その人の精神的な活動の特徴が推定できるという考え方であった。イタリアの学者であるロンブローゾはこの骨相学を推し進め、一定の身体的な特徴（「大きな眼窩《がんか》」「高い頬骨」など）と犯罪傾向が強く関連しているという「生来的犯罪人説」を主張した。

骨相学もロンブローゾの学説も、現在では科学的な根拠がないものとして否定されている。一方、精神科で使用されている診断基準（ＩＣＤ－10、ＤＳＭ－５など）は元来、研究者間の情報交換のための共通用語として開発されたものである。診断基準といっても、数値で表されるような客観的な指標は記載されていない。さらに、個々の疾患の病態生理学的なメカニズムも、詳細に明らかになっていないのである。このような点を考えるならば、今後現在の診断基準における病名が単なるレッテルの乱造に終わり、骨相学と同じ運命をたどることも十分にありえる。

精神疾患だけに当てはまることではないが、「正常」と「病気」の境界には、必ずグレーゾーンが存在している。検査数値によって正常と異常を区別できない精神疾患では、他の身体的な疾患よりこのグレーゾーンが大きい。

戦闘やテロの現場に遭遇し、人間が殺害される場面を目撃すれば、それは重大なストレスになる。本人が事件の当事者であればもちろんのこと、通りすがりのものであったとしても、その衝撃は大きい。

惨劇の場面を目撃した「正常」な反応においても、しばらくの間感情が麻痺《まひ》した呆然《ぼうぜん》とした状態が続き、その後強い恐怖感が襲ってくることが普通にみられる。あるいは殺戮《さつりく》のシーンが繰り返し、頭に浮かんできて離れないかもしれない。被害者の断末魔の叫び声、銃弾の響き、あるいは血まみれになった遺体や引きちぎられた四肢のイメージから片時も逃れられないこともある。

二〇〇八年に制作され、アカデミー賞外国語映画賞にノミネートされたイスラエル映画「戦場でワルツを」は、ベイルートで起きたパレスチナ難民虐殺事件に兵士として参加した主人公アリのその後を描いたものである。事件から二十年以上が経過し、アリはイスラエルで社会人として普通に生活していた。しかしアリは戦闘場面を繰り返し回想し、不安や恐怖感がそのたびに出現した。毎晩のように悪夢に悩まされたアりは、一方で事件の記憶の一部を忘却していた。

このような状態は、今日では「PTSD（外傷後ストレス障害）」という精神疾患と診断される。しかし、アリの反応は「病的」なものであろうか。むしろ、大量殺戮を目撃した当事者としては、自然な反応である。強い感情的な反応を「病的」な疾患と決めつけてしまうことが適切かどうか、もう一度、検討する必要がある。

精神医学は、まだまだ未熟な学問である。精神疾患の原因の解明や治療法の開発が進まない原因の一つとして、脳という臓器がいまだに謎に満ちているということがあげられるであろう。

その一方、現在の日本社会においては、精神医学の知識、サポートを必要とする心理的、社会的な問題が多発している。

長引く不況と雇用状況の悪化は、勤労者のうつ病の発症を助長した。それに伴い、うつ病の慢性化や回復者の社会復帰が大きな産業医学上のテーマとなっている。先進国の中でもっとも高率な自殺者の数は、最近になってようやく減少に転じた。

いじめ、不登校、社会的ひきこもりなど、学校における多様な問題も、改善のきざしは見えてこない。問題を抱える生徒の過半数は精神科治療の対象であると考えられるが、支援の手を行き届かせることは容易でない。

さらに、老化に伴う問題も重大である。認知機能の低下によるアルツハイマー病などの脳の疾患については、回復可能な薬物はほとんど存在していない。一時「脳トレ」がブームとなり、まるで認知症（痴呆《ちほう》症）が改善するかのように宣伝されていたが、実際は有効性に乏しいものであった。

このように精神医学が必要とされる分野は多様であり、さらに広がっていくと考えられる。本書が精神医学を必要とする人に対して、少しでも役に立つことを願うものである。

第一章　精神医学と精神症状

十七歳での異変

少女は十七歳の高校二年生で、その地方のもっとも有名な進学校に通っていた。入学したとき彼女の成績は全体で三番、女子ではトップで、一年から特別進学クラスの一員だった。彼女の高校では、もっともよい成績の生徒たちを対象に、このクラスが一つだけ編成されていた。

中学のときは、ほとんどいつも学年トップの成績だった。両親には将来は外交官になると自信たっぷりに希望を話していた。上に二人の兄がいたが、兄たちと比べても彼女は優秀だった。父は地方公務員で母の実家からの援助もあり、経済的には安定していた。

母親の目には、高校に入って彼女はますます頑張って勉強しているように映っていた。高校一年の夏休みには、予備校の合宿に自ら希望して参加している。

異変が生じたのは、高校二年の六月末のことだった。親からみると、何かきっかけがあるようには思えなかった。それまでほとんど欠席したことはないのに、具合が悪いと学校を休むことが多くなった。

期末試験は何とか受けたが、勉強が手につかず、信じられないほど成績が低下した。

何かあったのかと母親がきいても、はっきりした答えは返ってこなかった。「これまでのように、勉強していくことができないの。自分の理想ではないの」と彼女は述べた。

夏休みが過ぎても、彼女は登校しなかった。ほとんど自室に引きこもりの生活を続けた。家族はおそるおそる話しかけたが、彼女がどうしたいのかよくわからなかった。十月になり、学校の教師のすすめで精神科を受診した。「うつ状態」と診断されて、抗うつ薬が処方された。服薬によって彼女の状態は改善した面もあった。登校できる日が増えたが、朝になると行きたくないと泣きわめくこともみられた。さらに、急にどうしようもないほど落ち着かない、不安な状態となることがあった。

彼女は、このまま生きていても仕方がないと感じた。十二月、自殺することを決めて、降り始めた雪の中、死に場所を求めて山道を徘徊《はいかい》したが、最後の決心がつかずに深夜に自宅にもどった。

年が明けてからも、言葉で言い表せない辛《つら》い気持ちに襲われた。このような状態ならもう受験もうまくいくわけがないと思った。自分はブスな上にバカだから死んだ方がいいと思い、電気コードで首を絞めようとして母親に制止されている。

この高校生の女性について、どのように考えたらよいのだろうか。何らかの精神科の疾患なのだろうか。それとも受験勉強についていけず不適応となっただけなのか？

さらに診断や見立てがどうあれ、現実的には彼女に対して、何らかの対応をしないといけない。

本書においては、社会的な問題行動やさまざまな精神症状に対して、精神医学の立場からどのように考え、取り扱うのが適切であるか述べていきたい。その前提として、本章から第四章まで、精神医学の基本的な考え方を記載している。これは基本的な知識に相当する部分なので、幾分退屈かもしれないがご容赦願いたい。

精神医学の特色

精神医学は、精神疾患を対象とする医学の一分野である。この「精神医学」(psychiatry) という単語は、ギリシア語の「魂 (psyché)」と「治療 (iatria)」から構成されている。「精神」という言葉は、一般には「身体」に対する対語として用いられることが多い。精神医学が扱うのは、人間の精神機能に関連する疾患であるが、医学を身体医学と精神医学に大別して考えると、精神医学は医学の二大分野の一つということもできる。

精神医学には、他の身体医学とは異なるいくつかの特色がある。

第一に精神医学が扱うのはヒトの精神現象であるため、計量的な評価が難しくその評価が主観的になりやすい点があげられる。たとえば、「不安」や「憂うつ（抑うつ気分)」といった症状は日常的にもありふれたものであると同時に、うつ病などの精神疾患においてしばしばみられるものである。このような症状が病的なものであるかどうかは、その重症度と内容の評価が欠かせない。

精神疾患の重症度を検討したり、あるいは治療による変化を観察したりするためには、精神症状の程度について評価することが必要である。単に「不安」といっても、ごく一過性で日常生活にはまったく支障のないレベルのものもあれば、強い不安によってほとんど外出を制限され自宅に引きこもっている例まで、その重症度と内容には大きな違いがある。しかしながら「不安」の程度は、数値で測定できるものではない。

このため精神症状の重症度を評価するためのツールとして、さまざまな症状評価スケールが作製された。これには、患者自身が自ら記入するものと、医師や他の医療スタッフが面談などに基づいて評価するものと大きく二つに分けられる。

自己記入式による評価スケールの例をあげてみよう。「ベックうつ病評価尺度」は、二十一項目から構成される自己記入式の評価スケールで、うつ病でみられる症状について、その一つ一つの程度を聞くものである。

たとえば、「悲しさ」という項目については、次の四段階の選択肢が示される。

0　わたしは気が滅入《めい》っていない

1 しばしば気が滅入る
2 いつも気が滅入っている
3 とても気が滅入ってつらくて耐えがたい

同様に、「喜びの喪失」については、次のようになっている。

0 自分が楽しいことには以前と同じくらい喜びを感じる
1 以前ほど物事を楽しめない
2 以前は楽しめたことにもほとんど喜びを感じなくなった
3 以前は楽しめたことにもまったく喜びを感じなくなった

患者はそれぞれの項目の文章を注意深く読み、自分の状態にもっとも近い項目を選ぶように求められる。このようにして得られる評価スケールの個別の得点、あるいは全体の合計点が疾患の重症度の目安となる。

客観的評価の難しさ

しかしながらこのような自己記入式の評価スケールは、当然ながら記入者の主観によって左右されやすい。結果が反映するのは、客観的な症状の重症度よりも、自らの症状についての感じ方、とらえ方となることも多い。

このため最近では、特に薬剤の効果を評価する場合などでは、自己記入式の評価スケールではなく、医療スタッフによる症状評価スケールを用いることが普通である。例をあげると、うつ病の評価のために用いられる「ハミルトンうつ病評価尺度」は、十七項目（二十一項目のものもある）の症状について、医療スタッフが患者と面談し評価を行うものである。たとえば、「抑うつ気分」の項目については、次の五段階で評価する。

0　なし
1　質問を通してのみ抑うつ気分がわかる
2　自ら言葉で訴える
3　非言語的表現（顔つき、姿勢、声、涙を流す、など）から判断できる
4　事実上、自発的に言語・非言語的な方法両方で表現された気分状態から判断できる

医療スタッフによる症状の評価は、自己記入式のスケールより客観性が高いもので

あり、幅広く使用されている。しかしながら、やはり評価者の主観や経験が反映される部分は少なくない上に、患者の態度や表現力によって評価が変化する場合もある。つまり患者が自らの症状について十分な説明ができないと、正確な評価は難しい。

評価スケールを用いることによって精神症状の重症度を推定することはある程度は可能である。しかしこれらは、数値が出る検査データのようにクリアカットなものではなく、かなりの曖昧《あいまい》さが伴うのも事実である。たとえば白血球の数のように数値で表せるデータであれば、正常範囲にあるかどうかは一目瞭然《りょうぜん》である。しかしながら、精神症状の評価はそのようにはできない。

精神医学では医師によって診断が異なることがまれではないが、その原因の一つとして、このように精神症状の評価を客観的に行うことが困難であることがあげられる。現在のところ、血液検査や脳の画像検査の所見によって、精神疾患の診断が確定することはまれである。機能的脳画像を用いた研究では精神疾患でさまざまな異常が報告されてきたが、結果が一致しないことがしばしばみられる。診断や治療のためには、最新の機器を使った検査よりも、むしろ詳細に病気の経過を問診することがいまだに最も重要である。

ここまでは、精神医学の特色として、症状を客観的に評価することが困難である点について述べた。

さらに精神医学の第二の特色として、精神疾患が反映しているのは、「脳」の機能障害であるという点があげられる。このような観点から見るなら、精神医学も他の身体疾患を対象とした臨床医学と変わるところはないという意見も出てくるだろう。つまり脳も内臓の一部であり、他の臓器を扱う身体医学と同様に扱うことができるのではないかというものである。

だが精神医学が他の医学の諸分野と大きく異なる特徴を持つ「特別」な領域であることは、まさに精神疾患が「脳」の障害であることに由来しているのだ。

まず認識すべきなのは、脳という臓器の特殊性である。精神疾患の原因が脳の機能障害であるのなら、精神疾患の病態を理解し治療法を開発するには、脳そのものについて研究を進めることが必要である。

しかしながら、他の臓器と比べると、脳の機能に関して私たちが理解していることは、驚くほどわずかしかない。それにもかかわらずテレビのドキュメンタリー番組などを見ていると、新しい科学技術の進歩によって、脳に関する大半のことがわかったような気にさせられるから不思議である。「脳科学」という用語が一人歩きしていることも奇妙なことである。

わが国の脳研究の第一人者として知られる生理学者の伊藤正男氏は、ヒトの高次の精神機能について次のように語った。

こういった領域の問題は、これまで、心理学とか、哲学とか、精神分析学といった人文科学にゆだねられてきました。これを脳科学から説明をつけられるようにするというのが、脳研究の最終目標だろうと私なんか思っているのですが、こういう問題になると、どうやって手をつけていいのかすら皆目見当がつかないというのが現状です。

（『脳を究める　脳研究最前線』　立花隆　朝日文庫）

この発言は一九九〇年代後半のものであるが、それから二十年近く経過した現在でも、脳と精神現象の関連についての研究は実は進展がほとんどみられていない。

脳の障害

ある疾患の原因を明らかにし、治療法を開発するためには、どうすれば良いか。まず第一に、機能障害を起こしている臓器に、どのような病的な現象が起きているのかを明らかにすることが必要である。しかしながら「生きている」脳についての研究は倫理的に認められない場合が多く、脳の機能障害がどのように起こっているか解明することは容易でない。

たとえば、「狭心症」という心臓の病気を例にとって比較してみよう。狭心症とは心臓の血管（冠動脈）が何らかの原因で狭窄《きょうさく》を起こし、その結果として締め付けられるような胸部の痛み（狭心痛）を生じるものである。

狭心症の病変は心臓の血管にあり、動脈硬化などによって冠動脈が狭くなっていることが原因である。この状態を改善する治療薬を投与することによって、症状の改善がみられる。病気の原因が明らかになったことにより、その治療薬が開発され、現在では標準的な治療方法が確立されている。

これと同じような治療法の開発が精神疾患においても可能であろうか。狭心症という病気を理解するには、心臓の機能を知る必要があるし、病変を起こしている部位である心臓の血管について、その正常および異常な状態について理解する必要がある。さらには詳細な検査を行い、病変の特徴についても、検討を行うことになる（症状の重症度は、心エコーや冠動脈造影などの検査によって知ることができる）。

しかし脳の機能障害は、このように単純に解明することができない場合が大部分である。著明な記憶障害を示すコルサコフ症候群という疾患がある。この疾患はアルコール依存症を原因として発症することが多く、記銘力障害（新しい物事を記憶できない状態)、見当識障害(時間や場所などがわからなくなること)、健忘、作話などの症状がみられるが、知能の低下はみられない。

コルサコフ症候群の解明には、「記憶」という機能が脳のどの部位に関連しているのかそのメカニズムについて明らかにしなければならない。しかしながらそれは容易なものではない。

未解明な記憶の世界

記憶は、日常的な現象である。われわれは記憶について、自らの体験からよく知っているように感じている。しかし本当に記憶のことをわかっているのだろうか?

コルサコフ症候群以外の病気でも、記憶の障害は、さまざまな精神疾患の症状としてみられる。アルツハイマー病などの認知症(痴呆《ちほう》性疾患)においては、「物忘れ」は基本的な症状である。また薬物の服用によって、あるいは交通事故などによる頭部の外傷によっても、記憶の障害がみられる。

記憶はヒトの基本的な精神機能の一つであり、さまざまな側面から研究が行われてきた。精神医学の他にも、実験心理学、あるいは認知心理学の分野では記憶はもっとも重要な研究テーマであり、膨大な数の論文が執筆されている。

このような研究の結果、記憶という現象が単一のものではなく、いくつかのサブタイプに分類されることが明らかにされている。たとえば時間的な長さから、記憶は「短期記憶」と「長期記憶」に分類されるが、両者はそれぞれ異なった性質がみられる。あるいはその内容から、言語で表現される記憶（「陳述記憶」）と、運動や技能に関する記憶（「手続き記憶」）に分類されることもある。

しかしながら、現状では、どのような脳の部位、あるいはどのような脳のシステムが記憶という現象を司《つかさど》っているかについて、明らかになっていることは少ない。脳の側頭葉にある「海馬」という部位が記憶の貯蔵などにおいて重要な役割を演じていることは指摘されているが、どのようにして記憶が形成されるかという点について仮説以上のものは存在していない。

海馬以外のいくつかの脳の部位が記憶の機能と関連するという指摘もみられる。また、記憶の障害はさまざまな精神疾患によって出現するが、疾患ごとに脳の病変部位は異なっている可能性もあり、統一的な理解は容易ではない。

さらに身体疾患の場合のように、「生きている」脳の組織を取り出し検討する検査（これを生検という）も実施することは困難である。なぜなら脳の組織に障害を与え、その結果として、人格の変化や長く続く精神症状をもたらす可能性があるからである。

基礎的な神経研究の分野でも、記憶に関する研究はさかんに行われている。サルなどの動物実験において、記憶と関連する神経細胞を同定しようという試みは、以前から試みられてきた。しかしながら現状では、詳細については暗中模索の状況である。

このように記憶の基本的な機能が明らかになっていない現状では、「記憶障害」のメカニズムを明らかにすることや、さらにその根本的な治療法を開発することは、まだまだ遠く手の届かないことなのである。

脳研究の現状

そうはいっても、多くの読者は疑問に思うはずである。科学ジャーナリストの著作によれば、最新の検査機器を使った研究では、脳の機能についてこれまでわからなかった多くのことが明らかになっているのではないか？　いわゆる「脳科学」はめざましい進歩をとげているのではないのか？

最近よく用いられる脳の画像研究の手法として、fMRI（機能的MRI）という手法がある。fMRIはMRI（核磁気共鳴画像法）を利用して、ヒトの脳活動に関連した血流の変化を視覚化する方法である。脳画像、特に機能的脳画像と呼ばれる分野の中で最もよく使用されているものの一つである。

今日MRIは、脳に限らずさまざまな身体内部の構造を調べる検査として、広く臨床一般で使用されている。MRIは被験者に苦痛や障害を与えない非侵襲的な検査であることに加え、X線を用いたCTよりも解像度が高い、すなわち細かい部位の変化まで検討可能なものである。

　機能的MRIによってわかることは、ある精神活動に伴う血流の変化である。機能的MRIを用いると、記憶、計算、刺激の知覚などに伴い脳の特定の部位の血流が変化していることが明らかになる。このことを利用して、精神疾患を対象として障害されている脳の部位についての検討が進められてきた。

　結論から言えば、統合失調症あるいはうつ病などを対象としたとき、特定の検査課題に伴う脳の血流増加がみられないという報告は散見する。前頭葉などの部位について異常な所見がみられるという研究もある。しかしながら残念なことに、多くの場合研究者間によって結果が一致していない。

　この原因として、疾患の重症度によってあるいはサブタイプによって、障害される部位が異なる可能性が考えられる。たとえば、「うつ病」を考えてみよう。現在うつ病と呼ばれる疾患は、症状は同一のものでも実は原因の異なるいくつかのサブグループの総称であり、障害されている脳の部位が異なる可能性があるのである。あるいは今後は逆に、脳画像などの結果から、精神疾患を新たに分類していく必要があるのかもしれない。

臓器としての脳

さきほどより繰り返し述べているが、精神疾患の障害部位である脳の研究には、他の臓器とは異なる難しい側面が数多い。脳は臓器の一つであり治療の対象であることは間違いないし、外科手術も行われている。

しかし、脳には別の側面もある。脳はヒトの人格の基盤を構成するものであるという点である。このため医療行為といえども、よほどの理由がない限りこれを傷つけることはできない。特に日本では、脳の治療に対するタブーが歴史的に大きい。

ここで身体疾患としてもう一例、薬害問題で注目されているウィルス性肝炎について考えてみよう。

ウィルス性肝炎を発症した人に出現する症状としては、発熱、黄疸《おうだん》、全身倦怠《けんたい》感などがある。当初この疾患の原因はなかなか解明されなかったが、輸血後に感染が起こることから、なんらかのウィルスが原因となっていると推定されていた。C型肝炎は、以前は非A非B肝炎と呼ばれ、実態は不明であった。

その後ウィルスに感染した「生きた」肝臓の細胞を取り出す「肝生検」や、患者の血液を用いたDNAの研究によって原因ウィルスが特定された。肝臓に対するウィルス感染の病態が明らかになることによって、十分とまではいかないが、治療や予防の方法が示されるようになった。

それでは、精神疾患においてはどうであろうか。

精神疾患でも、明らかに臓器に病的な所見がみられるものもある。たとえば、アルツハイマー病などの認知症（痴呆性疾患）では、脳の細胞レベルの変化が認められることが示されている。しかしながら、脳に明らかな異常所見がみられる精神疾患はむしろ例外である。統合失調症、躁《そう》うつ病、パニック障害などの頻度の高い精神疾患においては、脳の異常はまったくみられないか、ごくわずかな変化に過ぎない。

胃や腸、あるいは肝臓、腎臓《じんぞう》などの臓器は、内視鏡などで直接観察したり、あるいは微細な切片を採取し顕微鏡的に異常がみられるか検討したりすることが可能である。一方、ヒトの精神を司る脳という臓器に関しては、慎重に扱う必要があることは言うまでもない。医療行為として、あるいは研究のためにおいても、「脳」を扱う際の自由度は極めて低いのである。

精神症状の分類

精神疾患において、症状として出現している現象は、「精神機能」の異常である。これを、身体の症状（「身体症状」）に対して、「精神症状」と呼んでいる。一見して多彩な精神症状が出現しているように見える場合でも、必ずしも障害されている精神機能が多いわけではない。

意識
知覚
記憶
思考
意欲
感情
自我意識
知能

表1　精神機能の分類

一般に精神機能は、表1に記したように、分類されることが多い。これは伝統的な分類方法である。

精神疾患は、このように分類された精神機能の一つ、あるいは複数が障害されたものである。したがって個々の精神機能が脳のどの部位と関連しているかが明らかであれば、精神疾患の解明につながると思われる。

ここで問題となるのは、このような分類がはたして妥当かどうかという点である。一見もっともらしく見えるものであるが、これらの機能がお互いに「独立」したものであるという保証はない。

たとえば「意識」と「思考」は別のカテゴリーのものであると記載されているが、軽度の意識障害がみられる場合、「思考散乱」（思考がまとまらず、混乱した状態）と呼ばれる思考の異常が出現する場合がある。この場合「思考障害」は、「意識障害」という現象の一つの表れに過ぎない。ところが一方で、精神疾患においては、意識障害を伴わない思考の障害もしばしばみられる。

したがって精神症状の分類は、現在の精神医学のレベルが不十分であるため、あくまで暫定的なものである。とはいうものの、精神疾患について記述する場合、精神症状の記載は欠くことができないものであり、共通の用語として重要なものについてはここに記載しておきたい。これは疾患の理解のためにも必要である。

（1）意識

意識とは、自己の状態や外界の状況を認識する機能である。この機能がきちんと保たれている状態を、「意識清明」と呼ぶ。意識の障害は、この清明度の障害、意識の広がり（意識野）の障害、意識の質的な変化（意識変容）に分類される。軽症の意識障害の診断は臨床的に難しいことが多いが、脳の疾患あるいは全身性の内科疾患による精神症状の診断のために重要である。

意識混濁とは、意識の清明度の障害である。意識障害がみられると、知覚の不鮮明化、刺激に対する反応の鈍さ、注意の障害などが生じる。意識障害の重症度に対してはさまざまな用語が用いられるが、臨床的には意識障害のレベルを数量で表す「3-3-9度方式」（表2）が比較的よく使用されている。

意識混濁の中で、ややぼんやりとしているが外界との交通は保たれている状態を「明識困難状態」、逆にもっとも重症な意識障害で、強い刺激にもほとんど反応しないものを「昏睡《こんすい》」と呼んでいる。

Ⅲ.	刺激で覚醒しない（3桁の障害） （deep coma、coma、semicoma）	
3.	痛み刺激にまったく反応せず	(300)
2.	少し手足を動かしたり、顔をしかめる	(200)
1.	はらいのける動作をする	(100)
Ⅱ.	刺激で覚醒する（2桁の意識障害） （stupor、lethargy、hypersomnia、somnolence、drowsiness）	
3.	痛み刺激を加えつつ呼びかけを繰り返すとかろうじて開眼する	(30)
2.	大きな声または体をゆさぶることにより開眼する	(20)
1.	普通の呼びかけで容易に開眼する	(10)
Ⅰ.	覚醒している（1桁の意識障害） （delirium、confusion、senselessness）	
3.	自分の名前、生年月日が言えない	(3)
2.	見当識障害がある	(2)
1.	大体意識清明だが、いまひとつはっきりしない	(1)

注）R：restlessness、Inc：incontinence
例）20 RInc、3Inc、1R

表2　3-3-9度方式

る。

意識の広がりが狭くなった状態を意識狭窄《きょうさく》と呼び、催眠、ヒステリーなどでみられ

意識変容とは意識の質的な変化で、てんかん発作などでみられる「もうろう状態」やアルコール依存症や認知症でみられる「せん妄」（中程度の意識混濁とともに、不安、興奮、幻覚、妄想などの活発な精神症状が加わった状態）などを含んでいる。

（2）知覚

生体が外界および自己の内部を、感覚器を通じて理解することを知覚という。知覚の異常として、幻覚と錯覚がある。

外界に存在しないものを知覚することを、幻覚と呼ぶ。ヒトの五感すべてに幻覚が存在しているが、それ以外の幻覚もみられる。

主要な幻覚としては、「幻聴」があげられる。幻聴とは、実際には存在しない声や音が聞こえる現象である。人の声が聞こえる場合と、単純な音の場合がある。幻聴はさまざまな疾患でみられるが、統合失調症においては「言語性幻聴」が特徴的である。

実在しないものが実際に存在しているかのように見える現象を、「幻視」という。アルコール依存症における「振戦せん妄」では、多数の虫やねずみなどが見える「小動物幻視」が出現する。

この他の幻覚として、「体を触られている」、「皮膚に虫がはっている」などの触覚性の幻覚を「幻触」、通常の食物に対して、不快で異常な味を感じる「幻味」などがある。実際には存在しない不快なにおいを感じる現象を「幻臭」というが、特に自分の体から不快なにおいがし、周囲の人に迷惑をかけていると思い込むことを自己臭妄想と呼び、主として思春期の男性にみられることが多い。また、自己の身体の内部における異常な感覚を、「体感幻覚」といい、「脳が溶けている」、「足の中に便がつまっている」などの奇妙な訴えがみられる。

一方、現実に存在するものを誤って知覚する現象を錯覚と呼ぶ。不安や恐怖が強いとき、注意が十分でない場合に、錯覚は出現しやすくなる。錯覚の中で、雲や天井のしみが人の顔に見える現象を、「パレイドリア」という。

(3) 記憶

記憶には、いくつかの機能がみられる。知覚したものを刻印する機能を「記銘」、記銘したものを保ち続けることを「保持」、また必要に応じて意識上に再生させることを「追想」と呼ぶ。

新しいことや最近の出来事を覚えられないことを、記銘障害という。この場合、過去の記憶は必ずしも障害されていない。初期の認知症においては、記銘障害のみが症状として認められることがある。

ある一定期間の記憶減退を「健忘」というが、その期間内のすべてを忘れている場合を「全健忘」、一部は追想可能な場合を「部分健忘」と呼ぶ。これらは頭部外傷などによる種々の意識障害の後遺症として、しばしばみられる。意識障害をおこした事故などの以前にさかのぼって追想できない状態を「逆向健忘」、意識障害の回復後も追想障害が続く場合を「前向健忘」と呼んでいる。またストレスなどが原因でみられる健忘を「心因性健忘」といい、この場合脳の器質的な障害はみられない。

（4）思考

思考とは、一定の目的を志向し、そのためにさまざまな概念を想起し、判断、推理を行いながら課題を分析、解決していくことである。思考の異常は大きく二つに分類され、思考形式の異常（思路の異常と思考の体験様式の異常）と、思考内容の異常（妄想）に分けられる。

思路（思考の流れ）の異常としては、「観念奔逸《ほんいつ》」（次々に観念があふれるように出現し、一定の方向づけがなく思考が常にそれていく状態）、「思考制止」（思考が渋滞し、なかなか決定がよくできない状態）がある。他に「思考途絶」（思考の進行が突然中途で止まってしまう状態）、「連合弛緩《しかん》」（相互に関連しない観念が結びつき、話のまとまりが悪い状態）などがみられる。

連合弛緩が重症なものを思考滅裂と呼ぶ。この状態が極端になると、単語の羅列のみとなることもあり、これを「言葉のサラダ」とよんでいる。このような場合、「言語新作」がしばしばみられる。

思考内容の異常が、「妄想」である。「妄想」とは、病的に発生する誤った不合理な考えで、誤りを指摘されても訂正することができないものをいう。妄想の内容に関しては、正常な心理からは理解できないことが多く、これを「了解不能」と呼んでいる。

妄想にはいくつかの種類がある。「妄想気分」は理由もなく周囲が不気味な感じがし、大変なことが起こりそうな状態をいう。特に、世界全体が破滅するような不気味な気分を、「世界没落体験」と呼び、初期の統合失調症で出現することがある。これは本人にとって強い恐怖を伴う体験である。

「妄想知覚」とは、実際に知覚したものに対し、現実には関連しない意味を認識することである。たとえば、通りすぎる人を見て、自分の敵がしかけた探偵であると感じるような場合である。また、突然、何の脈絡もなく誤った観念が浮かび、それを確信することを「妄想着想」と呼んでいる。

妄想の内容はさまざまであるが、大きく三つに分類が可能である。第一に、自己に不利益な内容の妄想として、被害妄想、関係妄想、迫害妄想、被毒妄想、嫉妬《しっと》妄想、つきもの妄想などがある。これらは、統合失調症でみられる頻度が高い。

自己を過小評価する妄想として、貧困妄想、罪業妄想、心気妄想（自分は重い病気にかかっていると確信する妄想）、微小妄想、虚無妄想などがある。これらは重症のうつ病でみられることが多く、このような妄想を伴ううつ病を「精神病性うつ病」と呼んでいる。

さらに、自己を過大評価する妄想として、誇大妄想、宗教妄想、血統妄想、恋愛妄想などがある。これらは躁《そう》うつ病の躁状態でしばしばみられる。

（5）意欲

意欲とは、意志と欲動の総称で、前者は精神的な能動性、後者は本能的な能動性である。

精神運動興奮とは、意志が病的に亢進《こうしん》し、行動が過剰になった状態をいう。これに対して、意志が抑制され行動が遅く、決断ができない状態を制止と呼ぶ。さらに意欲の低下によって行動が非常に少なくなった状態を「無為」と呼び、ほとんど反応しない場合を「昏迷」と呼ぶが、昏迷では意識は障害されていない。

欲動の異常については、食欲、性欲などの亢進あるいは減退がみられる。食欲の亢進により、過食、大食がみられ、逆に低下により無食欲となる。摂食障害においては、自ら食事制限をすることが多く、無食欲というより「拒食」と呼ぶほうが適当な場合が多い。

（6）感情

感情とは、人の快、不快などの感じや、それに伴う表情、態度などを表す。情動、気分も感情とほぼ同じ意味に使用されている。

まず「爽快《そうかい》気分」では、楽しく、活気に満ちた感情で、抑制に欠けた行動を伴うことが多い。多幸（上機嫌）を伴うこともみられる。これに対し「抑うつ気分」は、憂うつで重苦しく、思考や行動の抑制を伴うものである。爽快気分は躁状態、抑うつ気分はうつ状態における基本的な症状である。

慢性期の統合失調症においては「感情鈍麻」がみられる。これは外界に対する関心が失われ感情の表現の少ない状態で、無為や自閉を伴うこともよくある。「情動麻痺《まひ》」とは、事故や災害にあったとき、あらゆる情動的な反応が失われ、無感情の状態になることである。また、軽度の刺激で過度の感情を表出する状態を「情動失禁」と呼び、脳器質性疾患でみられることが多い。その他の感情の異常として、不安、恐怖、易刺激性、気分の易変性（変わりやすさ）などがみられる。

（7）自我意識

精神医学において自我は、「能動性」、「限界性」、「単一性」、「同一性」の四つの要素がみられるものと考えられている。「能動性」は、自分の精神活動や行為を、自分で行っているという意識や、自分が今ここに存在するという意識を示す。「限界性」は、外界や他者との間に境があるという意識、「単一性」は、自分は一つであるという意識、「同一性」は、過去、現在、未来にわたって自分は同一であるという意識である。これらに異常が生じるものを自我障害と呼ぶ。

「離人症」では、外界がいきいきとして映らなくなる、自己の行動や感情に現実感がなくなる、自己の身体的な能動感が減少するなどの症状がみられる。一部の神経症や統合失調症で出現する。

これに対し、「させられ体験（作為体験）」とは、自己が自分自身以外のものから影響を受けていると感じる体験で、統合失調症に特徴的である。

（8）知能

知能は、目の前の事実や状況を分析、判断する能力、学習する能力、環境に対する適応能力など、人の知的精神活動の能力の総和である。知能の程度は、通常知能指数（IQ）で示されるが、正確な知能の測定には標準的な知能検査を一時間以上かけて実施する必要がある。

知能が生来低い状態にあるものを「精神遅滞」と呼び、いったん正常レベルまで発達した知能が障害された状態を「認知症（痴呆《ちほう》性疾患）」と呼んでいる。

知能指数が70以下を精神遅滞（精神発達遅滞）という。かつては、精神薄弱とも呼ばれていた。精神遅滞には、生理的なものと、染色体異常、代謝異常、周産期の感染、中毒などによる病理的要因によるものなどがある。

軽度精神遅滞は知能指数が50から70で、単純作業など簡単な職につくことは可能なレベルである。中等度精神遅滞は知能指数が35から49のもので、簡単な読み書きは可能である。重度精神遅滞は知能指数が20から34のもので、日常生活の介護がかなり必要となる。最重度精神遅滞は知能指数が20未満で、言語の発達も不良であり、生活の全面的な介護を必要とする。

第二章　精神疾患の分類

『ミレニアム』

スウェーデンの生んだミステリといえば、まず何よりも思いつくのはマルティン・ベックシリーズである。これは、マイ・シューヴァルとペール・ヴァールーの夫婦が合作した警察小説だ。一九六五年に第一作が発表されたが、一九七五年の最終作『テロリスト』まで全十作が書き続けられた。

作者の二人はエド・マクベインの『87分署シリーズ』のスウェーデン語の訳者であり、警察小説を通じてスウェーデン社会の変遷を描きたかったというが、その試みは見事に成功している。ミステリとしても一作ごとに工夫がこらされ、サイコキラーから本格もの、ポリティカル・サスペンスまで幅広く読み応《ごた》えのある上質な作品となっている。

刑事マルティン・ベックは生活に疲れた中年の男性であると同時に、コリン・デクスターのモースやウィングフィールドのフロスト、あるいはジェイムズ女史のダルグウィッシュと並ぶ魅力的な探偵でもある。

このマルティン・ベックシリーズを上回る評価を得ているのが、ジャーナリストであるスティーグ・ラーソンが執筆した『ミレニアム』三部作である。残念なことに作者のラーソンは、本作品の出版と同時期に急死しているが、発売直後から『ミレニアム』は世界的ベストセラーとなった。

この小説には優れたミステリが持つ多くの要素が含まれており、読者を飽きさせないが、何よりも興味深いのは、背中にドラゴンの刺青《いれずみ》を持つヒロイン、リスベット・サランデルである。

リスベットは物語のヒロインとして縦横無尽に活躍し、天才的なハッカーのテクニックを駆使して不正な実業家の犯罪をあばいたり、あるいは主人公ミカエルの命を危機一髪のタイミングで救ったりもするが、リスベットへの興味はそれに留《とど》まらない。本書には、精神医学的に重要な問題提起が行われているからである。

リスベットはアスペルガー症候群（アスペルガー障害）を持っている。彼女は、常人とは異なる知的能力を備える一方で、対人関係を保つことができないため一般社会に溶け込むことができない。

ここで簡単にアスペルガー症候群について、説明をしておこう。アスペルガー症候群は、一九四〇年代にウィーンの小児科医であるハンス・アスペルガーによって「発見」された疾患であるが、長らくその概念は忘れられており、ようやく一九八〇年代になって再評価されたものである。

アスペルガー症候群の特徴は、社会性の障害である。彼らは、通常の対人関係を形成することが困難であることが多い。アスペルガー症候群の人々は、言葉の裏の意味やニュアンスを理解することがしばしばできない。言葉を文字通りに理解するために、円滑なコミュニケーションが難しい。これに加えて、特定の物事に対して興味や関心がかたよるこだわりの症状を持っている。

知的能力は高いがアンバランスで、並はずれた記憶力を持っているかと思うと、平易な作業を複数並行して行うこと（これを並列分散処理という）が難しく、混乱状態になってしまうこともある。

リスベットは児童期より扱いにくい子どもで、集団の暗黙のルールに従おうとしなかった。彼女は子供たちの中で孤立し、教師からは目の敵にされるか無視された。いじめに遭《あ》った復讐《ふくしゅう》のため、相手の子供にかなりの暴力を振るうこともあった。

このようなリスベットが母親を虐待した実父に傷害事件を起こしたとき、彼女は危険な精神障害者であると精神科の専門医によって診断され、数年間精神病院に入院を強制された。さらに彼女は担当医と会話することを拒否したため、長期間「保護」を名目に身体的な拘束をされ続けたのである。

精神医学の悪用

物語の後半において、ようやくリスベットの名誉回復はなされるが、リスベットの精神鑑定を行った精神科医は、法廷においても彼女は「危険な精神障害者」であるという主張を変えなかった。

鑑定医は彼女とほとんど会話をかわしていないにもかかわらず、リスベットを暴力的になりやすい妄想を持つ患者と決めつけた。リスベットを起訴した検察官は、その見解を疑わなかったのである。

リスベットは児童期より長い年月「責任能力」を持たない患者として扱われ、自分の財産も自由に管理できる能力がないものとして、「後見人」を持つことを義務づけられた。

このリスベットの物語から示唆されるのは、客観的な検査方法を持っていない精神医学の持つ危うさである。この精神医学の未熟さについて、われわれは常に認識しておく必要がある。精神医学は、言語による十分な情報がなければ正しい判断を行うことはできないのであるし、これは同時に事実を歪曲《わいきょく》しやすいことを示している。

旧ソ連時代の権力者たちは、このような精神医学の未成熟な点を乱用し、自らの権力維持のために利用した。彼らが政権の方針に反対する政治的な反体制者たちを「精神障害」と決めつけ、精神病院に収容するのは日常茶飯事だった。それでも、矯正収容所送りにされるより、精神病院に入院するほうが、まだ扱いはましだったという。

この点について元外務省職員の佐藤優《さとうまさる》氏は次のように語っている。

スターリン時代、反体制派は運が悪ければ銃殺、運が良くてもシベリアの矯正収容所送りになった。その当時と比べれば「人道的」になったブレジネフ政権下では、とても運が悪ければ国外追放、普通に運が悪ければ矯正収容所送り、それよりも少しマシな場合は精神病院に隔離、運が良ければサハロフ博士のように、居住と移動を特定地域に制限される国内流刑だった。(『自壊する帝国』佐藤優　新潮文庫)

障害年金と不正受給

精神疾患にはどのような病気がみられるのか、一般的な精神疾患の分類について個々の説明に入る前に、まず基本的な用語についてその使われ方をもう少し示しておこう。

精神疾患という言い方に加えて、精神障害という言葉もしばしば用いられる。言葉の響きはかなり違うが、この二つの用語はほぼ同義である。「精神疾患」という場合は医療現場において用いる場合が多いのに対して、「精神障害」は福祉や司法関係でよく用いられる。

一定期間、国民年金あるいは厚生年金の納付を行っている場合、法令で指定された疾患に罹患《りかん》すると、年金の受給が可能になることがある。これが障害年金である。障害年金は身体的な疾患から精神疾患まで、広い分野をカバーしている。

この日本年金機構の管轄である障害年金の規定では、「精神疾患」ではなく、「精神障害」という用語が用いられている。「障害」という言葉は、かなり長期にわたって症状が持続し回復が困難であることを示唆しているようである。

最近、障害年金の不正受給が問題となっている。精神疾患の中には長く続く機能障害によって、社会生活が困難となるケースがみられることは確かである。重症の統合失調症や知的障害のため一般の就労が困難な人々に対して、行政が経済的な援助を行うことについて反対する意見は少ないと思われる。精神医学の立場から見ても、これは妥当な考え方であろう。

しかしながら、障害年金の申請の要項を見ると、年金の対象者の規定は曖昧《あいまい》であり、申請可能な「精神障害」は統合失調症や知的障害に限定されていない。例をあげれば、問題となるのは、うつ病のケースである。うつ病患者が障害年金を受給することは、適切なのであろうか。

一部に例外はみられるが、基本的にうつ病は治癒が期待できる疾患である。急性期の症状は重症となる場合も多いが、多くは完全に回復する。ところが、一部の患者はうつ病が慢性化し十分に回復しないという理由で障害年金を申請し、その中で少なからぬ数の患者は診断書に手心を加えてもらうことによって年金の受給に成功している。

さらに納得がいかない点は、障害年金を受給しているにもかかわらず、一般の就職もしているケースである。これは、必ずしも違法とは言えない場合もあるようだが、障害年金の基本的な考え方に反する不正受給であることは明らかだ。

どうしてこういうことが起きるかというと、年金の審査そのものが正確なものとは言えないことが原因としてあげられる。審査の基礎となる資料は、医師の診断書のみである。本人と面接することもない。書類上、「食事、排泄《はいせつ》などの基本的な日常生活が一人ではできない」と記載されていれば、審査はパスしてしまう。さらに年金を得るための「攻略本」までネット上で販売されていることには、不快な感覚を持つ人も多いと思う。

このような現状について、新聞記事は次のように伝えている。

障害年金は、厚生年金が1~3級、国民年金が1、2級に分かれている。厚生年金の場合、平均標準報酬月額と加入月数によるが、平均支給額は月額で1級約16万円▽2級約12万円▽3級約7万円。国民年金の場合、年額で1級約99万円▽2級約79万円で、さらに子どもがいれば人数に応じて加算される。申請には医師の診断書が必要だ。

ウェブサイト上で販売されているマニュアルは少なくとも6種類ある。数十~1

00ページで販売価格はほとんどが1万円前後だ。

あるマニュアルでは、1級は寝たきり状態でなければ認定されにくいとして、2級を目指すことを提案。認定されやすい診断書を書いてもらうポイントを紹介している。

例えば、診断書には食事を自分で取れるかや、お金を管理できるかなど日常生活能力を尋ねる六つの設問があり、「自発的（適切）にできる」「自発的に（おおむね）できるが援助が必要」「自発的にはできないが援助があればできる」「できない」という内容の四つの選択肢がある。マニュアルは、6問のうち3～4問で「自発的にはできないが援助があればできる」との選択肢にマルをつけてもらうことが望ましいとしている。さらに、こうした診断書を書いてもらうため、医師に過去の受診歴や症状などを書いた書類を提出することが重要と指摘。作成の際には「もちろんウソは書けません」と断りながら、2級の基準を満たすような表現になるよう「多少オーバーに」「医師を誘導する感じに」書けばよいとしている。

（毎日新聞　２００９年12月19日）

障害という誤解

多くの精神疾患患者は経済的に困窮をしている。これは明らかな事実である。彼らがわらにもすがる気持ちで、このような年金申請のマニュアルを使用することを責めることはできない。

しかしながら、うつ病などの精神疾患の多くは本来治癒可能な疾患である。生来の知的障害や統合失調症などを除けば、重症化する例はむしろレアケースだ。

まず何よりも、精神疾患に対して「障害」という言葉を使用すること自体、ナンセンスなのかもしれない。最近では「障害」を「障がい」と記載して言葉の持つ否定的なニュアンスを薄めているようであるが、姑息《こそく》なだけであろう。

そもそも「障害」という概念は、身体疾患にモデルがある。たとえば、脳梗塞《こうそく》によって左下肢の麻痺《まひ》が生じた場合を考えてみよう。

この「麻痺」という機能障害（impairment）は、リハビリテーションにより改善の可能性はあるものの、生涯持続するものである。このため日常生活は制限される。これを機能障害の結果起こる能力低下（disability）と呼んでいる。さらに患者は、障害を持つことで社会的なハンディキャップ（handicap）を負うことになる（近年このような「障害」の概念は見直され、社会的文化的要因の関与が大きいことが指摘されている）。行政や福祉はこうした点に対して援助をしているわけである。

したがって、「精神障害」という言葉からは、回復可能な「病気」というよりも、慢性的な症状を抱えた重い疾患が思い浮かぶ。かつてはこうした慢性的な障害を「欠陥」と呼ぶこともあった。特に統合失調症は不治の病と考えられ、長い経過の中で「荒廃」状態に至るとされていた。これは統合失調症のオリジナルな病名が「早発性痴呆《ちほう》」であったことからも明らかである。

しかし治療薬の進歩や発病早期に治療を開始することによって、統合失調症が重症化することはまれになった。多くの統合失調症患者は外来通院のみで治療可能であり、一般企業へ就職したり、結婚し家庭生活を営んでいたりする例も少なくない。

うつ病やパニック障害などの神経症にいたっては、言うまでもない。これらの疾患が重症化、慢性化するのはさらにまれであり、障害年金の対象となる「日常生活の基本的な事柄が一人で営めない」レベルまで重い症状に至るケースは、まったくないとは言えないが、例外的な場合なのである。

精神疾患を持つ人々に手厚い援助をすることは、行政として推し進めるべき課題である。しかし経済的な援助を受けるべきではない軽症の人々の「不正受給」がまん延すれば、本当に重症の精神疾患に回すべき予算が枯渇してしまうことは目に見えている。行政機関は障害年金の受給者に対して、少なくとも最近の所得額や就労状況を調べるなどの基本的なチェックを行うべきであり、これは省庁の協力があれば可能であろう。

診断と病名の境界

ここまでは「精神障害」という用語について検討したが、精神疾患を表す言葉として、「精神病」という用語が使用されることもある。精神病という用語の響きからは、妄想などがみられる比較的重症の病気が連想されるが、広い意味においては精神疾患全体を示す場合もある。しかし、こうした使用法は、必ずしも一般的とはいえない。

継時的に検討してみると、病名は、新しい医学的な発見などによって変化していくことが多い。この場合、新しい病名が認められたものとなっても、たいてい古い病名は流布されたままである。従って多くの場合、同一の疾患がいくつかの「呼称」を持つことになる。この点が病気の理解をわかりにくくしている。精神疾患に限ったことではないが、時代とともに、病気に対する考え方は大きく変化してきた。この変化を病名は反映している。

第一章で話題にしたウィルス性肝炎を例にとってみよう。かつてウィルス性肝炎は、原因となるウィルスがなかなか発見されなかった。はじめに、食事などによって経口的に感染するウィルス性肝炎の原因ウィルスが同定された。これがA型肝炎である。その当時、輸血などの結果、肝炎に罹患《りかん》するケースが多いことも知られていたが、なかなか原因ウィルスは発見されず、これらは「血清肝炎」と総称されていた。その後血清肝炎の中で「B型肝炎」のウィルスは発見されたものの、それ以外の原因ウィルスの研究はなかなか進まず、しばらくの間、ウィルス性肝炎は、A型肝炎、B型肝炎、非A非B肝炎と三種類に分類されていた。一九八九年になってようやくC型肝炎ウィルスが発見され、インターフェロンなどによる治療法が開発されることとなる。

精神疾患の場合にも同様の情況が存在する。認知症（痴呆性疾患）は長く初老期認知症と老年期認知症に発症年齢によって二分されていたが、死後脳の病理学的な研究が進むにつれ細分化が可能となり、「アルツハイマー病」と「脳血管性認知症」がサブタイプとして認められたことに続き、一九九〇年代ごろより「レヴィ小体病」が認知症の重要な亜型として取り上げられるようになった。

疾患の病名については、社会的な観点から命名されることもある。行政が積極的に新しい病名を提唱することがあるが、そういう場合は純粋に医学的な必要性からなされるというよりも、なんらかの思惑がある場合が多い。

たとえば、メタボリック・シンドロームという「病気」がある。これは中央省庁が率先して推進した新しい病名で、特定健診制度の対象となったものである。このような名前がつけられると、厚生労働省のお墨付きを持つこともあり、新しい病気が存在するような錯覚を抱いてしまう。

しかし実際は、この症候群の国際的な診断基準は確立していないし、新しい病名を用いる根拠も曖昧《あいまい》である。治療的にも糖尿病など個々の疾患のリスク管理で十分であり、いたずらに国民の不安をあおっているだけのように思われる。この病名の導入については、診療収入の増加をもくろんだ医師会へ迎合した結果と言われることも当然の結果であろう。

歴史的、伝統的に通常使用されている診断名を「従来診断」と呼んでいる。これに対して、比較的最近になって作成された、国際的な診断基準に基づく診断名を「操作的診断」と呼んで区別している。国際的基準としては、WHO（世界保健機関）の作成したICD－10と、APA（アメリカ精神医学会）によるDSM－5が知られている。

ここで「操作的」という用語を用いているのは、診断の手順をマニュアル化し、いくつかの項目を満たせば診断が確定するというシステムを用いているためである。DSM－5を例にあげると、「パニック発作」は表3にあげる十三の症状の中で、四つ以上が突然に発症するものと定義されている。

ICD－10とは、(International Statistical Classification of Diseases and Related Health Problems, 10th revision) を略したものである。日本語では「疾病及び関連保健問題の国際統計分類　第十版」と訳されている。ICDには、精神疾患に限らずすべての領域における疾病が含まれている。死因や疾病の統計などに関する国際的な比較や学術論文において、あるいは医療機関の診療記録の管理などに広く活用されている。

繰り返される予期しないパニック発作。パニック発作とは、突然、激しい恐怖または強烈な不快感の高まりが数分以内でピークに達し、その時間内に、以下の症状のうち4つ（またはそれ以上）が起こる。
注：突然の高まりは、平穏状態、または不安状態から起こりうる。

（1）動悸、心悸亢進、または心拍数の増加
（2）発汗
（3）身震いまたは震え
（4）息切れ感または息苦しさ
（5）窒息感
（6）胸痛または胸部の不快感
（7）嘔気または腹部の不快感
（8）めまい感、ふらつく感じ、頭が軽くなる感じ、または気が遠くなる感じ
（9）寒気または熱感
（10）異常感覚（感覚麻痺またはうずき感）
（11）現実感消失（現実ではない感じ）または離人感（自分自身から離脱している）
（12）抑制力を失うまたは“どうかなってしまう”ことに対する恐怖
（13）死ぬことに対する恐怖
注：文化特有の症状（例：耳鳴り、首の痛み、頭痛、抑制を失っての叫びまたは号泣）がみられることもある。この症状は、必要な4つの症状の1つと数え上げるべきではない。

表3　パニック発作の診断基準

これに対して、DSMは精神疾患のみを扱っている。精神科領域の科学研究で、DSMの診断基準が用いられることが多い。

ここでは従来診断と操作的診断の両者を取り上げ、概略を説明したい。

原因別の三分法

一般的には精神疾患は原因によって、「外因性精神疾患」「内因性精神疾患」「心因性精神疾患」に三分されることが多い。もちろん、このカテゴリーからはずれるものもいくつかある。

一番目にあげた「外因性精神疾患」あるいは「外因性精神病」は、身体的な原因によって発症する精神疾患である。この中には、頭部外傷や脳腫瘍《しゅよう》など直接的に脳に侵襲が加わる「器質性精神疾患」(「器質精神病」)、内分泌異常など全身的な内科疾患を原因とする「症状性精神疾患」(「症状精神病〈症候性精神病〉」)、アルコールや他の薬物を原因とする「中毒性精神疾患」(「中毒性精神病」)が含まれている。

脳に生じるあらゆる病変は精神症状を引き起こす可能性があるが、その中でも梅毒による進行麻痺やヘルペスウィルスによる脳炎など精神症状を伴う頻度の高いものがいくつかみられる。また、代表的な症状性精神疾患としては、甲状腺《こうじょうせん》機能障害などの内分泌疾患、膠原病《こうげんびょう》によるものなどがある。

中毒性精神疾患に関しては、わが国では覚《かく》せい剤の乱用が後をたたず、その使用を原因とする精神疾患の問題が大きい。覚せい剤を使用すると一過性に気分高揚や爽快《そうかい》感を認めるが、幻聴や被害妄想などの病的な体験を誘発する頻度が高い。

精神疾患の治療の手順としては、まずこの外因性精神疾患であるかどうかを判断することが重要である。外因性精神疾患は身体的な病気を原因とするため、精神症状を改善させるには、まず基礎となる疾患の治療を必要とするからである。疾患によっては、生死にかかわる場合もみられる。

たとえば、ウィルス性脳炎の急性期においては、運動麻痺《まひ》などの「神経症状」がみられず、統合失調症に類似した興奮状態を示すことがある。このような場合、精神症状に目が行き、ウィルス性脳炎という外因性精神疾患を見のがしてしまうと、重大な後遺症が残ったり、命を失ったりする場合もある。

ここでは、内分泌異常による外因性精神疾患について一例をあげよう。

香取陽子さんは静岡県の生まれで、高校までは地元の学校に通学していた。その後は都内の短大に進学したが、バセドウ病（甲状腺《せん》機能亢進《こうしん》症）のため、次第に集中力の低下がみられている。さらに、眼球突出の症状も出現した。バセドウ病とは甲状腺の自己抗体が原因で、過剰に甲状腺ホルモンが分泌される疾患である。女性に多く、甲状腺の腫《は》れ、動悸《どうき》、眼球突出などの症状がみられることが多い。

陽子さんは短大卒業後、中堅の商社に事務職として就職したが、落ち着いて仕事ができず、すぐに「パニック状態」となったため、半年あまりで退社し実家にもどった。内科の病院でバセドウ病と診断されたが、通院は短期間で中断した。二十代後半で再度上京し、ホテルのベッドメーキング、新聞社ビルの清掃などのアルバイトを転々とした。この間に知り合った中国人の男性と、家族には反対されたが結婚している。三十七歳のとき、動悸や手の震えが激しくなり、内科で甲状腺障害に対する治療薬の投与が開始され、その後は定期的に通院をしている。

四十一歳ごろより通院が不規則となり、それとともに、手の震え、発汗、不眠などの症状が出現した。その当時陽子さんはホテルで清掃などのアルバイトをしていたが、他の職員から無視されていると感じるようになった。

さらに陽子さんは夫に対して、「職場でジュースに洗剤を入れたと噂されている」「ナイフでスリッパを切ったとも言われている」「家の鍵《かぎ》のコピーをとられた。家に侵入されてしまう」などと被害妄想的な内容を訴えることが多くなった。仕事も次第に手に付かなくなり、急に日中仕事を中断して帰宅したかと思うと、たまたま在宅した夫の首をタオルで絞めようとしたこともみられた。

さらに陽子さんは不安が強く感情的に不安定となり、「毒を飲んで死ぬ」と言い出して興奮したり、一晩じゅう起きていてしきりに壁を叩《たた》いたりしたため、精神科に入院となっている。

陽子さんの診断は、甲状腺機能の亢進を原因とした症状性精神障害である。彼女は、甲状腺の治療薬（抗甲状腺薬）と精神症状の改善のために抗精神病薬を併用することによって、比較的短期間で安定した状態を得ることができた。

内因性と心因性

精神疾患の分類のうち、第二のカテゴリーである「内因性精神疾患」（内因性精神病）については、いくらか説明が必要であろう。元々「内因」とは、統合失調症と気分障害を念頭において、遺伝的、体質的な原因が想定されたものである。

内因性精神疾患は、遺伝的要因の関与が大きいことは確かであるが、脳に明らかな病変は見出《みいだ》されなかった。そこで遺伝的、体質的な原因を想定して「内因」というカテゴリーが作られた。つまり内因性精神疾患とは、なんらかの脳機能障害が原因と推定され、特有の症状と経過がみられるが、原因が解明されていない疾患群ということになる。

統合失調症はかつて早発性痴呆《ちほう》、あるいは精神分裂病と呼ばれていたが、日本では呼称が変更された。また気分障害という用語は国際的診断基準で用いられているものであり、以前は躁《そう》うつ病と呼ばれた疾患とほぼ同義である。内因性精神疾患は発病初期においては典型的な症状を認めないことも多く、心因性の精神疾患と誤診されることもある。

統合失調症は、幻聴や被害妄想を特徴とし、もっとも一般的な「精神病」である。統合失調症は生涯にわたる有病率が約一パーセントみられ、長期入院が必要な例から通常の社会生活を送る例まで多様な症例が存在している。気分障害は、うつ状態と躁状態を繰り返す場合（躁うつ病、あるいは双極性障害）と、うつ病相のみのもの（うつ病、あるいは大うつ病）があるが、後者の頻度が高い。

一方、「心因性精神疾患」の心因性という言葉は、誤解を招きやすい。一見すると、重大なストレスが精神疾患を引き起こすような印象を与えるからである。確かに、心理的に重大な出来事や、ストレスが多い環境が、精神疾患の発症に関連することはまれではない。内因性精神疾患においても、とくにうつ病では、会社での処遇や身内の不幸などの生活上の出来事によって症状が出現したり、あるいは再発したりすることはまれではない。

しかし、「心因」を評価するにあたって、より重要な要因は、個人の反応性である。というのは、同じような状況を与えられても、必ずしも全員が精神疾患を発症するわけではないからである。

たとえば、心因性精神疾患の代表的なものであるＰＴＳＤ（外傷後ストレス障害）

を例にあげてみよう。この病気は、重大な事故や大災害など直接生命にかかわるような出来事をきっかけとして発症するものである。主な症状としては、きっかけとなった出来事を繰り返し想起する（フラッシュバック）ことや、睡眠障害や悪夢、不安・恐怖感などがあげられる。

ＰＴＳＤの存在が広く知られたのは、第一次世界大戦においてだった。この戦争では、大規模な破壊兵器による総力戦によって、苛酷《かこく》な環境に晒《さら》された兵士が重度のストレスから精神的に深刻なダメージを受け、さまざまな精神症状が引き起こされた。当初、こうした症状は「戦争神経症」、あるいは「シェル・ショック」と呼ばれた。

当然のことではあるが、同じ状況におかれても、すべての兵士が精神疾患に罹患《りかん》するわけではなかった。この点が、まさに個人の「反応性」である。つまりある人には「心因」として作用する出来事も、他の人にはそれほど影響を与えないということである。

ナチスの強制収容所でも、あるいは旧ソ連によるシベリア抑留の際も、少なからぬ人がＰＴＳＤなどの精神疾患に罹患した。最近のベトナム戦争や湾岸戦争においても、かなりの兵士が精神疾患に罹患している。しかしこうした究極的な状況にあっても、健全な精神を保った人も少なくない。

精神疾患が「心因」が原因であるという誤解は、現在でもよくみられる。これは、部分的には真実である。うつ病や、統合失調症において生活上のストレスが発症を促進したり、あるいは再発のきっかけとなったりすることは少なくない。虐待やDV、あるいはオーバーワークやパワーハラスメントによって、精神に変調をきたす例は数多い。

しかしながら、純粋に「心因」あるいは「環境的要因」のみによって生じる精神疾患はまれである。たいていの場合、病気の発症には、「心因」と前述した個人の「反応性」の両者が関連している。一見して心理的な要因が重要に見えても、実は「心因」の関与はわずかである場合も多い。

大規模な災害や事故などが起こると、ジャーナリズムにおいては、しばしば被害者の「心のケア」が声高に叫ばれる。しかしながらこうした事件の被害者の中で、心理面でのケアが緊急に必要なケースはごく一部であり、水や食料の補給、あるいは住居の確保の方がはるかに重要であることは明らかである。

伝統的な精神科診断

最後に、伝統的な精神疾患の診断（従来診断）について述べる。

ドイツの精神科医であるクルト・シュナイダーは、精神疾患を「心的資質の異常な変種」と「疾病の結果」に大別している。前者は聞きなれない用語であるが、これに

Ⅰ．身体に基盤のある精神病
　1．原発性の脳の疾患
　　進行麻痺
　　他の炎症性脳疾患
　　脳外傷
　　脳血管性障害
　　老人性疾患
　　系統性萎縮
　　脳腫瘍
　　てんかん
　2．脳にかかわる内科疾患

Ⅱ．内因性精神病
　　精神分裂病
　　躁うつ病

Ⅲ．正常からの偏倚
　　異常な人格（性格異常）
　　異常な体験反応と発展（神経症）
　　異常な知的な素質（知的発達遅滞）
　　異常な衝動（性的偏倚）
　　嗜癖（アルコールや薬物依存）

表4　フーバーの分類

は心因性精神疾患と知的障害、パーソナリティ障害を含んでいる。後者は外因性精神疾患を表しているが、シュナイダーは内因性精神疾患も暫定的にこの項目に含めた。

表4には、ドイツの精神科医フーバーによる精神疾患の分類を示した。ここでは、精神疾患は大きく三つのカテゴリーに分類されている。この三つのカテゴリーは、「身体に基盤のある精神病」が「外因性精神疾患」に、「内因性精神病」が「内因性精神疾患」に、「平常からの偏倚《へんい》」が「心因性精神疾患」にほぼ対応しているが、最後のカテゴリーには、パーソナリティの異常と発達の障害も含んでいる。

日本では、パーソナリティ障害は「正常」からの軽度の逸脱とみなされ健常者と同等に扱われることが多いが、欧米では「疾患」と

Ⅰ. 症状性を含む器質性精神障害
　1. 器質精神病
　　アルツハイマー病
　　　早発性、晩発性
　　ピック病
　　脳血管障害
　　脳の炎症性疾患（進行麻痺など）
　　脳腫瘍
　　中枢神経変性疾患
　　頭部外傷
　2. 症状精神病
　3. てんかん
　4. アルコール関連精神障害、精神作用物質使用による精神・行動障害（薬物依存）
Ⅱ. 統合失調症（精神分裂病）、妄想性障害と感情障害
　1. 精神分裂病
　2. 妄想性障害
　3. 感情障害
Ⅲ. 神経症性障害・ストレス関連障害・身体表現性障害
　1. 神経症性障害
　2. 身体表現性障害
　3. 摂食障害
　4. 睡眠障害
　5. 性関連障害
Ⅳ. 人格障害
Ⅴ. 児童・青年期の精神障害
　1. 精神遅滞
　2. 発達障害、行動および情緒の障害、その他

表5　精神疾患の従来診断による分類

して見なされることが多い。発達の障害とは、精神遅滞（知的障害）と自閉症、学習障害などを含んでいる。精神遅滞においては知的障害がみられるが、自閉症、アスペルガー障害、ＡＤＨＤ（注意欠如多動性障害）などにおいては、知能は正常以上の場合もある。

表5には、日常的に使用されている精神疾患の分類について示した（『現代臨床精神医学』大熊輝雄　金原出版）。内容的には、精神疾患の三分法に近いものとなっている。このような従来診断と対比すべきものが、操作的診断基準である。これについては、章を改めて述べる。

第三章　精神科における診断基準

精神疾患の国際分類

前章においては、精神疾患の従来診断についてその概略を述べた。従来診断の診断名は伝統的に使用されているものが大部分である。したがって、現在の精神医学から検討すると必ずしも適切ではない病名もみられる。

さらに従来診断における診断名は一つの疾患に対して複数みられることも多く、また疾患の概念が必ずしも明確に定義されていなかった。このため、医師、あるいは研究者の間で情報の伝達が円滑にいかなかったり、あるいは国際的な比較検討などが困難だったりすることが多かった。

このような点を克服し、精神疾患の診断を客観的に行うために開発されたものが、「操作的診断基準」である。ここで「操作的」という言葉は、診断を確定するためのガイドラインが詳細にもうけられており、その手順に従えば正しい診断に至ることが可能であることを意味している。

前章で述べたように、現在のところ二種類の診断基準が存在している。一つがWHO（世界保健機関）が開発したICD－10である。もう一つが、APA（アメリカ精神医学会）によるDSM－5である。

F0	症状性を含む器質性精神障害
F1	精神作用物質使用による精神および行動の障害
F2	統合失調症・統合失調型障害および妄想性障害
F3	気分（感情）障害
F4	神経症性障害・ストレス関連障害および身体表現性障害
F5	生理的障害および身体的要因に関連した行動症候群
F6	成人の人格および行動の障害
F7	精神遅滞
F8	心理的発達の障害
F9	小児期および青年期に通常発症する行動および情緒の障害

表6　ICD-10による分類

表6、7にICD-10およびDSM-5における精神疾患の大分類を示した。

ICD-10とDSM-5は類似している部分も多いが、ICD-10の方が従来診断に近い内容が多く、DSM-5においては、新しく命名された病名が採用されている場合が多い。この二つの診断基準はともに世界的に使用されているが、ICD-10は診療統計などに使用されることが多いのに対して、DSM-5は臨床的な研究に使用される場合が多い。わが国では、障害年金の診断書や自立支援医療の診断書など公的な書類の診断は、ICD-10に基づいて記載されるのが一般的である。

—ICD-10

ICD-10は精神疾患のみでなく、すべ

1. 神経発達症群/神経発達障害群
2. 統合失調症スペクトラム障害および他の精神病性障害群
3. 双極性障害および関連障害群
4. 抑うつ障害群
5. 不安症群/不安障害群
6. 強迫症および関連症群/強迫性障害および関連障害群
7. 心的外傷およびストレス因関連障害群
8. 解離症群/解離性障害群
9. 身体症状症および関連症群
10. 食行動障害および摂食障害群
11. 排泄症群
12. 睡眠—覚醒障害群
13. 性機能不全群
14. 性別違和
15. 秩序破壊的・衝動制御・素行症群
16. 物質関連障害および嗜癖性障害群
17. 神経認知障害群
18. パーソナリティ障害群
19. パラフィリア障害群
20. 他の精神疾患群
21. 医薬品誘発性運動症群および他の医薬品有害作用
22. 臨床的関与の対象となることのある他の状態

表7　DSM-5による分類

ての領域の疾患が網羅されている。現在使用されているICD－10は、一九九〇年のWHO総会で採択されたものである。ICDの歴史は古く、一九〇〇年に国際統計協会によって開催された国際死因分類会議にその端を発する。一九四八年にICD－6が採択されてからは、WHOの主導のもとで改訂が繰り返されてきた。

ICD－10は二十一の大分類から構成されているが、精神疾患はこの中で、「精神および行動の障害」に含まれている。

ICD－10の「精神および行動の障害」は、表6に示したように、F0からF9まで、十のサブカテゴリーに大別される。それぞれのサブカテゴリーの概略について述べる。

F0「症状性を含む器質性精神障害」とは、身体的な疾患による精神障害であり、従来診断における外因性精神疾患の中で中毒性精神疾患を除いたものに対応している。この中には、全身疾患が原因である症状性精神障害（症状精神病、症候性精神病）と、脳疾患が原因である器質性精神障害（器質性精神病）を含んでいる。

F1「精神作用物質使用による精神および行動の障害」は、アルコールおよびさまざまな薬物による精神疾患である。外因性精神疾患の中で、中毒性精神疾患に相当するものである。その内容は多様で、単なる薬物乱用から、依存症、精神病に至るものまで含んでいる。

F2「統合失調症・統合失調型障害および妄想性障害」は、統合失調症とその関連疾患である。この中には統合失調症の他に、従来診断の非定型精神病に相当する「急性多形性精神病性障害」、パラフレニーに相当する「持続性妄想性障害」なども含む。

F3「気分（感情）障害」は躁《そう》うつ病およびうつ病とその関連疾患である。この中で躁うつ病は「双極性感情障害」、うつ病は「うつ病エピソード」あるいは「反復性うつ病性障害」と呼ばれている。

F4「神経症性障害・ストレス関連障害および身体表現性障害」は、従来の心因性精神疾患に相当するものであり、神経症圏の疾患が相当している。具体的には、従来診断の「不安神経症」「強迫神経症」「ヒステリー」などがこのカテゴリーに含まれている。

F5「生理的障害および身体的要因に関連した行動症候群」は、拒食症・過食症などの摂食障害、不眠症・過眠症などの睡眠障害などを含んでいる。拒食症は「神経性無食欲症」、過食症は「神経性大食症」と呼ばれている。

F6「成人の人格および行動の障害」はこれまでの人格障害に相当するもので、最近ではパーソナリティ障害と呼ばれることもある。人格障害はさらに大きく十のサブカテゴリーに分類されている。このカテゴリーには、人格障害に加えて、「病的賭博《とばく》」

「放火癖」などの「習慣および衝動の障害」、「性同一性障害」「性嗜好《しこう》障害」なども含まれている。

Ｆ７「精神遅滞」は、知的障害に相当するものである。精神遅滞は知能の程度に応じて、軽度から最重度に分類されている。

Ｆ８「心理的発達の障害」は「学習障害」と自閉症などの「広汎《こうはん》性発達障害」を含むカテゴリーである。広汎性発達障害は、自閉症とアスペルガー障害を含んでいる。

Ｆ９「小児期および青年期に通常発症する行動および情緒の障害」は、「多動性障害」「行為障害」「チック障害」などの小児精神疾患についてのカテゴリーである。

－ＩＣＤ－10の特徴

ＩＣＤ－10においては、扱う精神疾患の数も飛躍的に増加したが、それ以外にも大きな変更点が加えられた。

その一つとして、「障害」という用語の使用があげられる。ＩＣＤ－10においては、多くの「疾患」の呼称として、「障害」という用語が用いられている。

例えば、Ｆ１「精神作用物質使用による精神および行動の障害」をみてみよう。この項目においては、「アルコール使用による精神および行動の障害」、「アヘン類使用による精神および行動の障害」、「大麻類使用による精神および行動の障害」など「障害」を用いた診断名が並んでいる。

ＤＳＭと同様に障害という言葉を多用した背景には、精神疾患には厳密な意味において病態生理が不明なものが少なくないこと、一般的な「疾患」だけでなく、病気とは断定できないが臨床的に配慮を要する状態まで診断基準に含めたことなどが理由としてあげられる。

また伝統的によく使用された「心因性」という用語を廃したのも、この診断基準の特徴である。前述したように、「心因性精神疾患」は精神疾患を三分したとき、その一つとしてあげられるものであるが、その定義に曖昧《あいまい》な部分が多かった。たとえば、これまで神経症圏の疾患は「心因性」であるとされてきたが、その一部は脳の生物学的な異常が背景にあったり、個人の素因やパーソナリティが重要な要因であったりすることも多いことがわかってきている。

これに対して、「神経症」という用語は、まだ使われている。Ｆ４「神経症性障害・ストレス関連障害および身体表現性障害」が、ほぼ従来の神経症に相当するものである。ＩＣＤ－９までは、心因性と考えられる比較的軽症の疾患を「神経症」、外因性、あるいは内因性で比較的重症の疾患を「精神病」と区別していたが、ＩＣＤ－10においては、この伝統的な分類は用いられていない。

ＩＣＤ－10では、「精神病」という用語は、極端な興奮や過活動、幻覚や妄想などの症状が認められるときに使用されている。

ＤＳＭ－５

ＤＳＭとは、『精神障害の診断と統計の手引き (Diagnostic and Statistical Manual of Mental Disorders) の略称である。これは、アメリカ精神医学会の定めた、精神科の専門医が患者の精神状態を診断する際の指針を示したものである。一九五二年にＤＳＭの初版（ＤＳＭ－Ｉ）が発表されて以降何度か改訂が行われ、現在は第五版（ＤＳＭ－５）となっている。

ＤＳＭの特徴として、疾患の病因に踏み込まずに、精神症状のみを目安として分類した点があげられる。これによって診断基準が明確になり、医師の主観的な傾向を受けやすい精神疾患の診断に対して、客観的な判断を下せるようになった点が評価されている。具体的にはある疾患を診断するために、いくつかの症状が取り上げられ、このうち決められた個数がみられれば診断を確定するといった方法がとられている。

ＤＳＭ－Ⅳまでの版においては、先の表に示すように、「多軸診断」というシステムが用いられてきた。これにより、ある個人がいくつかの視点から評価を受けることとなる。第Ｉ軸は、通常の疾患の診断である。第II軸は、パーソナリティと知的機能の問題である。第Ｉ軸に診断がつかず、第II軸の診断が主診断となることもある。第

20 │ 11	自己または他者を傷つける危険がかなりあるか（例：死をはっきり予期することなしに自殺企図、しばしば暴力的になる、躁病性興奮）、または、時には最低限の身辺の清潔維持ができない（例：大便を塗りたくる）、または、コミュニケーションに重大な欠陥（例：大部分滅裂か無言症）。
10 │ 1	自己または他者をひどく傷つける危険が続いている（例：暴力の繰り返し）、または最低限の身辺の清潔維持が持続的に不可能、または、死をはっきり予測した重大な自殺行為。
0	情報不十分

表8　GAF

Ⅲ軸は、精神疾患と関連する一般的な身体疾患の評価である。第Ⅳ軸は社会的、環境的要因で、家族、職業、経済的な問題などが含まれる。第Ⅴ軸は、「機能の全体的尺度（GAF）と呼ばれる尺度を用いて、百点満点で全般的な機能評価を行う（表8）。

DSM-5においては、この多軸診断に変更が加えられた。これまでのⅠ軸からⅢ軸はまとめて記載されるようになり、Ⅳ軸については、新たにICD-CM（ICD-Clinical Modification／疾病及び関連保健問題の国際統計分類）コードに基づいて記載されるようになった。さらにⅤ軸については、WHODAS（WHO Disability Assessment Schedule／WHO障害評価面接基準）に基づいて記述されるように変化している。

ただしこのDSMの診断システムにおいては、精神疾患の横断的な症状に注目するため、長期的な経過についての視点が欠けているという批判が強い。

さらにDSMは、さまざまな新しい「疾患名」を提

100 広範囲の行動にわたって最高に機能しており、生活上の問題で手
に負えないものは何もなく、その人の多数の長所があるために他
91 の人々から求められている。症状は何もない。

90 症状がまったくないか、ほんの少しだけ（例：試験前の軽い不安）。
すべての面でよい機能で、広範囲の活動に興味をもち参加し、社
交的にはそつがなく、生活に大体満足し、日々のありふれた問題
81 や心配以上のものはない（例：たまに家族と口論する）。

80 症状があったとしても、心理的社会的ストレスに対する一過性で
予期される反応である（例：家族と口論した後の集中困難）。
社会的、職業的、または学校の機能にごくわずかな障害以上のも
71 のはない（例：一時的に学業で後れをとる）。

70 いくつかの軽い症状がある（例：抑うつ気分と軽い不眠）、また
は、社会的、職業的、または学校の機能にいくらかの困難はある
（例：時にずる休みをしたり、家の金を盗んだりする）が、全般
的には機能はかなり良好であって、有意義な対人関係もかなりあ
61 る。

60 中等度の症状（例：感情が平板で、会話がまわりくどい、時にパ
ニック発作がある）、または、社会的、職業的、または学校の機
能における中等度の困難（例：友達が少ししかいない、仲間や仕
51 事の同僚との葛藤）。

50 重大な症状（例：自殺念慮、強迫的儀式が重症、しょっちゅう万
引する）、または、社会的、職業的、または学校の機能における
41 なんらかの深刻な障害（例：友達がいない、仕事が続かない）。

40 現実検討かコミュニケーションにいくらかの欠陥（例：会話は時
々非論理的、あいまい、または関係性がなくなる）、または、仕
事や学校、家族関係、判断、思考、または気分など多くの面での
重大な欠陥（例：抑うつ的な男が友人を避け、家族を無視し、仕
事ができない。子供がしばしば年下の子供をなぐり、家庭では反
31 抗的であり、学校では勉強ができない）。

30 行動は妄想や幻覚に相当影響されている、またはコミュニケーシ
ョンか判断に重大な欠陥がある（例：時々、滅裂、ひどく不適切
にふるまう、自殺の考えにとらわれている）、または、ほとんど
すべての面で機能することができない（例：１日中床についてい
21 る、仕事も家庭も友達もない）。

唱した。今日では一般的となった「パニック障害」「PTSD」「社会恐怖」などの新しい病名を生み出したのは、DSMである。この点について評価は分かれる。DSMによりこれまでの疾患が整理され、新しく妥当な疾患概念が形成され診療や研究に有用であったという意見もある一方、単なるラベル替えに過ぎないという意見も根強い。さらに強い批判的な意見もみられる。DSMは、あらゆる精神的な状態をなんらかの「障害」に変えてしまい、数多くの「病気」を捏造《ねつぞう》したという見解である。この点は製薬業界の思惑にも一致していると指摘もされている。

DSM-5のカテゴリー

ここではDSM-5における精神医療の大カテゴリーについて、その概略を説明する。これらの大部分は明らかな疾患であるが、「排泄《はいせつ》症群」「性機能不全群」など精神疾患として取り上げることが適切であるか疑問の残る診断名もいくつかみられる。

1. 神経発達症群／神経発達障害群……知的能力障害群（精神遅滞）、自閉症スペクトラム障害、ADHDなどの小児精神疾患についてのカテゴリーである。

2. 統合失調症スペクトラム障害および他の精神病性障害群……統合失調症とその類縁疾患を含むカテゴリーである。統合失調症の周辺的な疾患として、「統合失調感情障害」「妄想性障害」「短期精神病性障害」などを定義している。

3．双極性障害および関連障害群……双極性障害とその関連疾患を含むカテゴリーである。

4．抑うつ障害群……うつ病、持続性気分障害などを含むカテゴリーである。

5．不安症群／不安障害群……パニック障害、社交不安障害などを含むカテゴリーである。

6．強迫症および関連症群／強迫性障害および関連障害群……強迫性障害、醜形恐怖症などを含むカテゴリーである。

7．心的外傷およびストレス因関連障害群……PTSD、適応障害などを含むカテゴリーである。

8．解離症群／解離性障害群……解離性健忘、解離性同一性障害などを含むカテゴリーである。

9．身体症状症および関連症群……身体症状症、病気不安症などを含むカテゴリーである。

10．食行動障害および摂食障害群……異食症、摂食障害などを含むカテゴリーである。

11．排泄症群……遺尿症、遺糞《いふん》症などを含むカテゴリーである。

12. 睡眠―覚醒《かくせい》障害群……睡眠障害を含むカテゴリーである。
13. 性機能不全群……射精遅延、勃起《ぼっき》障害などのカテゴリーである。
14. 性別違和……性別違和に関するカテゴリーである。
15. 秩序破壊的・衝動制御・素行症群……反抗挑発症など衝動性に関するカテゴリーである。
16. 物質関連障害および嗜癖《しへき》性障害群……アルコール、薬物依存に関するカテゴリーである。
17. 神経認知障害群……認知症に関するカテゴリーである。
18. パーソナリティ障害群……パーソナリティ障害に関するカテゴリーである。
19. パラフィリア障害群……性行動異常に関するカテゴリーである。
20. 他の精神疾患群。
21. 医薬品誘発性運動症群および他の医薬品有害作用。
22. 臨床的関与の対象となることのある他の状態。

ケーススタディ

ここで、『DSM-Ⅳ-TR ケーススタディ』(医学書院)というDSMの編者による症例集に掲載されている「新しい病名」と診断された症例を紹介する。

Tさんは五十三歳の女性で、二十代の三人の子供の強い要望でやって来た。一年前、結婚して三十年になる夫は彼女を残し、もっと若い女性のもとへ去った。それ以来彼女は自分一人では何もできなくなった。彼女は毎日おびえ、自分の生活についてどんなこともどうすべきか決められないと感じていた（自分の家に住み続けるかどうか、仕事を探すかどうか、家計をどうやりくりするか、そしてどんな服を買うかさえも）。彼女は以前に夫がしてくれたような助言や感情的サポートを絶えず子供たちに求めた。子供たちは彼女を愛しており、彼女の苦境を理解してはいたが、彼女が独り立ちできないことにだんだん悩まされるようになっている。以前Tさんを好きだった友人たちも彼女が常に援助を求めることで不快になり、彼女を避け始めた。

Tさんの友人や知人のほとんどは、彼女がなぜ夫に捨てられたことでそんなに困惑しているのか理解できないでいる。夫はずっと浮気をし、決して満足することがなく、常にお金に細かかった。しかしTさんの重要な決定のすべてをやっていた。彼は自分たちのお金をどう使い、どう投資するか、どこに住むか、いつ、どこへ休暇に行くか、いつどの店で外食するか、何の映画を見るか、誰を招待するか、子供たちをどこの学校に通わせるか、子供たちがどんな仕事に就くようすすめるべきかさえも決めた。T氏はいつも彼女と買い物に行き、彼女の衣服すべてを選ぶのを手伝った、彼が去った後、Tさんは虚脱し、何もできないと感じ、どうすることもできない臆病《おくびょう》者になった。

Tさんは母親が溺愛《できあい》する一人っ子であった。父親は彼女が三歳のとき第二次世界大戦で亡くなった。母親は彼女に衣服を着せ、彼女を壊れやすい人形のように扱い、彼女のすべてを決定する、気が強く、独占欲の強い女性であった。Tさんの母親は、彼女におけいこ漬けの日課を立て、社会的活動を前もって計画し、彼女のために友達まで選んだ。大学での最初の三年間、Tさんは実家に住み続けた。大学三年のとき、彼女の母親は自動車事故で突然亡くなった。

T氏は彼女の母親の弁護士で、遺言執行者であったが、母親の死後彼女の関心事すべてを扱う責任をとり、まもなく彼女の助言者であり親友となった。Tさんは彼に結婚を申し込まれたとき安心した。なぜなら母親の死後に彼女の心の中に残された空虚感を満たすために、間もなく彼にすっかり依存するようになっていたからである。

この症例は次のように診断されている。

第I軸　適応障害、抑うつ気分を伴うもの
第II軸　依存性パーソナリティ障害
第III軸　なし

第Ⅳ軸　結婚生活の破綻《はたん》、夫がより若い女性のもとへ去ったこと
第Ⅴ軸　GAF＝60

多くの人は、このTさんのケースを「疾患」あるいは「障害」として診断することに違和感を持つかと思われる。DSMの批判者が述べるように、Tさんに起こったことは辛《つら》い出来事ではあるが、人生の中でしばしば起こりうることであり、またそれに対して彼女が大きく動揺していることも自然な現象である。また彼女のように、自らの決断を避け、常に周囲のだれかに頼っている人物もよくみかけるが、それはパーソナリティの「特徴」であっても「障害」と呼ぶべきか疑問を感じる。

それにもかかわらず、Tさんの状態をDSMの基準にあてはめると、Tさんは、「適応障害」であり、「依存性パーソナリティ障害」という診断がついてしまう。次章においては、こうしたDSMの問題点についてさらに検討するとともに、このような診断体系が作られた理由を、精神医学の歴史の中で明らかにしたい。

第四章　精神医学の歴史

精神医療と収容

古くから精神疾患は、他の身体的な疾患とは異なるものとしてとらえられてきた。その理由の一つとして、精神科患者のさまざまな問題行動に対して、社会防衛的な考え方が第一に検討されてきたことがあげられる。つまり精神科患者は治療の対象ではなく、管理すべきものであると考えられていた。その上、精神疾患は超自然的な現象とみなされることも多く、正常ではない「特殊な」状態であるという見方が一般的だった。

精神医学の歴史をたどることによって、精神疾患についての考え方の変化、精神疾患の成因や治療法に関する研究の歴史などを知ることが可能である。さらに、精神科患者に対する処遇や治療施設の歴史は、一般社会の考え方の変遷を示すものとしても重要である。

中でも、殺人などの重大な罪を犯した精神科患者（触法精神障害者）をどのように扱うかという問題は、精神医学あるいは精神医療にとって、もっとも重要な課題の一つであった。

長期にわたって、精神科患者に対する処遇は、なんらかの施設への隔離収容が第一とされてきた。このような扱いは、人道的、あるいは人権的な立場から多くの批判がなされてきた。さらに最近になってようやく改善されてきたが、精神医療の現場は、設備面においても人員面においても劣悪であったことは確かである。

精神病院では、狭い病室に長期間多数の患者が「隔離」されることが普通に行われていた。わが国においても、昭和五十年代ごろまでは、精神病院の大部屋に数十人の患者がプライバシーもなく共同生活していることもしばしばみられた。

ここで、比較的医療の質が高いと思われる公立の精神病院を例にあげて、精神科病棟とその他の病棟を比べてみよう。松沢《まつざわ》病院は、千床近い病床数を持つ東京都立の精神病院である。松沢病院の病床の中で約二百床は合併症病棟と呼ばれている。これらは、内科、外科などの病棟で、身体疾患を合併した精神科患者の治療にあたっている。

松沢病院の精神科病棟は、病棟あたり約五十床が定員である。ここに、常勤の精神科の医師は一～二名程度配置されている。これに対して合併症病棟は約三十床で、医師は平均三名である。つまり、一人の医師が担当する患者数を比べると、三倍以上の開きがある。看護職員の数も、合併症病棟は精神科病棟の一・五～二倍程度配置されている。

このように精神科病棟は、他科の病棟と比較すると、明らかに乏しい医療スタッフしか配備されていない。その結果、当然のことながら医療の質も低下する。

長い間、精神疾患には、有効な治療法が存在しなかった。一九六〇年代になって向精神薬の使用が一般的になってはじめて、十分とはいえないが、精神疾患の症状をコントロールすることが可能になった。それまでの時代は、急性期の激しい症状に対して、患者を収容する以外に有効な対策はなかった。

哲学者ミシェル・フーコーが主張したように、精神障害者を「収容」することを批判するのは容易である。その批判は一見すると、「正しい」ことのように思えてしまう。もちろん安易な収容主義は、旧ソ連でみられたような精神医学の悪用に陥る恐れがあり避けなければならない。

しかし、精神科患者は必要もないのに、長期間にわたり拘束されていたわけではない。巨大な収容施設を建設、維持するだけでも、莫大《ばくだい》な費用が必要であった。彼らは重大な他害行為を一般人より高い頻度で起こす可能性があるだけでなく、自らの生命を損なう恐れもみられたため、収容あるいは保護が必要だったのである。現在でも精神科患者の入院を批判する「人権屋さん」は散見するが、安易な批判の前にまず精神疾患とはどのようなものであるか理解することが必要である。

古代ギリシア・ローマ

精神疾患に関する記述は、古代ギリシア・ローマにさかのぼることができる。当時の医師たちは、多くの精神疾患を観察し、さまざまな名称を与えている。しかし現在残っている資料は不十分で、その定義が明瞭《めいりょう》でないものも多い。

さらに古い時代には、あらゆる病気は悪霊によって起こるものであると考えられていた。精神疾患も同様であり、呪術《じゅじゅつ》や祈禱《きとう》が治療として行われていた。ところが古代ギリシアでは、このような魔術的な解釈は退けられた。ヒポクラテスとその学派においては、精神疾患は身体的な原因で起こると考えられていた。精神疾患は「精神」そのものの障害ではなく、全身的な疾患の一部と見なされた。つまり身体の不具合により生じる脳の変化が、精神症状をもたらすと彼らは認識していた。

不安や恐怖が襲ってくるのは脳の変化が原因だ。脳が変化するのは、熱せられたためだ。脳が熱せられるのは、身体のほかの部分から血管を通って脳に突進してきた胆汁のためだ。

（『ヒポクラテスの西洋医学序説』　常石敬一訳　小学館）

紀元前四六〇年生まれであるヒポクラテスは「医学の父」と呼ばれているが、人間の身体の構成要素として四種類の体液（血液、粘液、黄胆汁《たんじゅう》、黒胆汁）を挙げ、これらの液体のバランスによって健康状態が決まるとする「体液説」を唱えた。特に四大体液の中で、「黒胆汁」が優勢になると人は憂うつになるとし、これを「メランコリー」と呼んだ。メランコリーの治療としては瀉血《しゃけつ》の他、医神アスクレピオス神殿における転地療養もなされていた。

ギリシア時代の「メランコリー」の概念は今日のうつ病と類似しているが、完全に一致してはいない。メランコリーにおいては、うつ状態がみられる一方で、高熱を発したり、意識障害を示したりする例も記載されている。また今日の躁《そう》状態に対応する当時の「マニー」は、主として錯乱や興奮、妄想などの症状を示していたが、狂気一般を意味する場合もみられた。

これに加えて、神経症の一種である「ヒステリー」も、ヒポクラテスの時代に記載されており、女性特有の病であると説明されている。

ギリシア時代の医学は、今日の自然科学的な考え方に近い部分が多い。一方、その後の地中海世界を支配したローマ時代になると、医学は思弁的な内容に変化した。二世紀に活躍したローマ時代の代表的な医学者であるガレンは、人間の霊魂は心臓と肝臓とに宿り、精神病は動物的生気の障害によって起こるもので、脳が直接に侵される場合と交感（感応）によって起こる場合があると述べている。

古代ギリシアでは、罪を犯した精神科患者に対する社会的制裁には、かなりの制限が加えられていた。哲学者プラトンも、この点を言及している。古代ローマにおいてはこのような考え方が引き継がれ「ローマ法」の整備が進み、精神障害者は民法上の遺言能力、証言能力がなく、責任能力もないと規定された。

魔女裁判

ローマ帝国の崩壊からルネッサンスに至るまでのヨーロッパの中世という時代は、文化的な沈滞期であったが、精神科患者にとっても「暗黒時代」であった。これにはローマ帝国によって公認され、その後世界宗教となったキリスト教の影響が大きいと考えられる。

キリスト教では、精神病は人間の罪を罰するために悪魔が憑《つ》くものとみなされていた。そのため精神疾患の治療には、患者の信仰を取り戻すために、悪魔祓《ばら》いの儀式が行われるようになった。これがやがて悲惨な「魔女狩り」へとつながっていく。

当時、魔女は悪魔の力を借りて妖術《ようじゅつ》を行うと信じられていた。魔女は、悪魔の邪悪性を人から人へと伝達させたり、遠くにあるものを動かしたり、さらには天変地異を起こし、病気を流行させたりすることができるとされた。つまり、世の中で起こるあらゆる凶事が魔女によるものとみなされたのである。

老若男女を問わず、各地で「魔女」が告発されて、拷問を受け処刑された。いったん告発が行われると、魔女でないことを立証するのは、まず不可能であった。この中

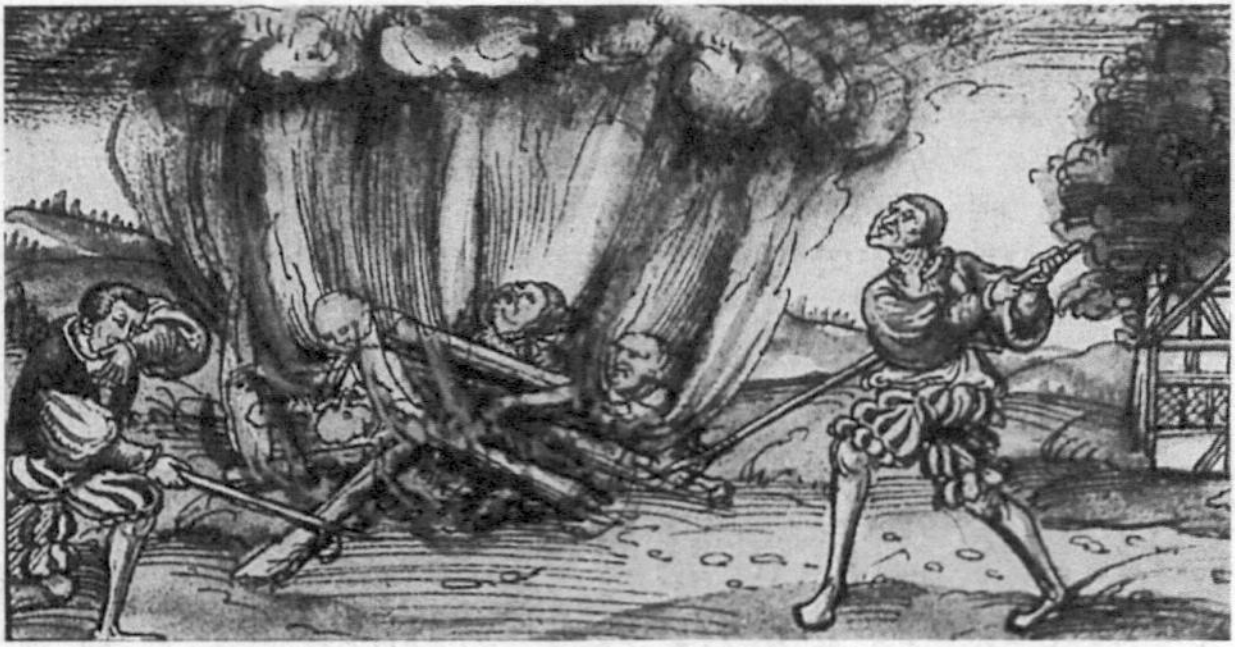

図1　ヴュルツブルクに於ける魔女数人の「一斉火あぶり」（1546年、ローレンツ・フリース作「フランケン地方年代誌」より）

には、かなりの数の精神科患者が含まれていた。図１は、カトリック教会の支配下にあった、ドイツ中部の都市ヴュルツブルクにおける「魔女」の火刑を描いたものである。

この「魔女」に対応するのが、日本においては「狐憑き」である。近代医学が取り入れられるまで、精神疾患の他、難病、奇病はすべて狐憑きであるとみなされた。狐憑きであることを白状させたり、とりついた狐を追い出すためといって、煙でいぶしたり、拷問、折檻《せっかん》を加えることもまれではなかった。

十四、五世紀以降にはじまるルネッサンスの時代になって、ようやく精神疾患に対する正しい理解がみられるようになってくるが、なかなか一般に浸透しなかった。十六世紀に、オランダの医師ワイアーは魔女狩りに反対し、精神疾患は他の身体病と同じく病気であると主張している。しかし、当時はほとんど問題にされなかった。精神障害に対する認識が改まり、精神医療に変化がみられるようになったのは、十八世紀になってからである。

アサイラム

ヨーロッパの中世から近世にかけては、精神障害者や知的障害者、ときには犯罪者や浮浪者、貧民まで収容する「アサイラム（asylum）」が各地に作られた時期でもあった。アサイラムは病院というよりも、収容、監禁のための施設である。当時は、効果が期待できる精神疾患の治療法は存在していなかった。アサイラムの中では、患者は鎖や強制衣などにより自由を束縛され、監禁されて毎日を過ごしていた。

同じ時期、ヨーロッパ各地に精神病患者のコロニーが形成されている。この中で最も有名なものが、ベルギーのゲールである。これらのコロニーは、その地に行けば精神病が治癒するといった言い伝えを聞いて、精神病患者やその家族がある土地に自然発生的に集まったものであった。日本では、京都の岩倉《いわくら》村に同種のコロニーが存在していた。

ヨーロッパにおける最古の精神病院として知られているのは、イギリスのロンドンにあるベスレム王立病院（Bethlem Royal Hospital）である。ベスレムは十三世紀初頭に、ロンドンの中心部シティの東側にあたるビショップゲートに建てられた。

ベスレムは当初、浮浪者や貧困者など都市の流民の収容施設であったが、十七世紀以降、次第に精神障害者の占める割合が多くなった。ベスレムは別名「ベドラム」(bedlam)と呼ばれていた。やがてベドラムという用語は、精神障害者の保護施設一般を指す言葉として使われるようになり、さらに「騒ぎ」や「混乱」を意味するようになった。

十七世紀頃に、ベスレムは一種の観光名所となった。病院は「狂者」たちの姿を一般公開し、見物人から入場料を取っていた。時代は下るが、オーストリア皇帝が建立したウィーンの狂人塔(Narrentum)においても、入院患者が見世物となっている。

アサイラムでの治療薬として、バイケイソウ、ケシのエキスやヒオシンなどの薬物が鎮静のために使用されていた。その他の治療法として、冷水を頭からかける灌水療《かんすい》法、患者をカゴに入れたり椅子にくくりつけたりして回転しショックを与える回転療法、患者を突然池に落としたりすることなどが行われていた。

イギリスでは、アサイラムの収容者数はごく少人数のものから、数百人に及ぶものまでさまざまであった。その総収容数は、患者の実数からすると少数だった。

一方、ヨーロッパ大陸においては、後にミシェル・フーコーが「大規模な監禁」と批判した状況が起こっていた。つまり、巨大な収容施設が建造されたのである。一六五六年、フランスでは、精神障害者、犯罪者、浮浪者などを収容する「総合施療院」の建設が行われた。これが数千人を収容することのできるパリのサルペトリエールである。

改革の始まり

十八世紀の末、フランス革命とほぼ同時期、精神医療においても、フィリップ・ピネルによる改革が始まった。彼はビセートル、サルペトリエールなどの巨大な精神病院において、入院患者を鎖などによる拘束から解放したことで知られている。それに加えてピネルは、アサイラムを、治療の場所に変えることを試みた。具体的には、患者が院内で規則正しい生活を送るよう指導し、女子患者には裁縫などの作業をさせている。さらに、ピネルの弟子であるエスキロールは、精神障害者の開放的治療を続けるとともに、患者と医療スタッフによる治療的なコミュニティーを作ることを試みた。

これよりやや遅れてイギリスなどにおいても、患者を拘束から解放する動きがみられている。しかしながらこの時代になっても、精神疾患に対する有効な治療法がなく、明らかに限界がみられた。

治療的な進歩はなかなかみられなかったものの、精神疾患を医学的に分類することは、次第にさかんになった。ピネルは、精神疾患を、「躁」、「メランコリー」、「痴呆《ちほう》」、「白痴」の四種類に分類した。さらに彼は、各疾患の統計的研究を発表したことでも知られている。

これより時代はさかのぼるが、十七世紀のイギリスの判事であったマシュー・ハーレ卿《きょう》は、精神障害を「痴愚」と「狂気」に分類し、さらに狂気を「全体的狂気」と「部分的狂気」に二分している。「痴愚」は今日の診断では精神遅滞に、「狂気」は統合失調症と関連疾患に相当している。

これと同じ時期の代表的な哲学者で、『人間知性論』や『市民政府二論』などの著作で知られるジョン・ロックは、やはり精神障害を「白痴」と「狂人」に二分した。ロックによれば、白痴は知性の欠陥によって生じるものであるのに対し、狂人は知性の障害ではなく、複数の観念を誤って集合させ、間違った空想から生じるものであるとした。この狂人の定義は、現在の統合失調症の妄想に関する考え方に近いものがある。

イギリスの十八世紀は、精神医療における転換点であった。当時は、イギリスの各地に公立および私立の精神病院がさかんに建設された時期である。この背景として、精神障害者の処遇に関する法律が多数制定されたことがあげられる。中でも重要なのは一七七四年に制定された「マッドハウス法」である。この法律では精神病院（マッドハウス）の運営を免許制とし、医師会の委員の視察を義務付けた。マッドハウスには、規模の大きいアサイラムから、今日のグループホームに相当する小規模の施設も含まれていた。

その後十九世紀となり、一八四五年に「精神病者法」が制定された。この法律は公立のアサイラムの建設を各地域に義務付けるとともに、「精神障害委員会」によってイギリス全体の精神病院を監督することが定められている。この法律によって精神障害者の処遇と人権の擁護は、大きく前進した。

責任能力

このように十八世紀から十九世紀のイギリスでは、精神医療の施設面、法制面で改善が加えられていったが、同時期に罪を犯した精神科患者の責任能力に関する議論がさかんに行われるようになった。殺人などの重大な罪を犯した精神科患者を社会としてどのように処遇するかは、古くからの大きな問題であった。

前述したように、精神科患者に対する免責の規定は古代ギリシア・ローマ時代からみられている。十八世紀のイギリスにおいては、こうした慣習を法律的に明文化することが試みられた。

一七二三年、エドワード・アーノルドは、オンスロー卿が自分を拷問するために悪魔を送っていると確信し、オンスロー卿を殺害しようと狙撃《そげき》して負傷させた。この裁判の中で裁判官は、被告人が精神障害を理由に無罪とされるためには、嬰児《えいじ》または野獣と同様に、理解力と記憶力を全く欠いており、自分が何をしているかを知らない者であるということを証明しなければならないと主張した。この基準は、精神科患者の免責の基準となり、「野獣テスト」として知られるようになった。

一八〇〇年、ジェイムズ・ハッドフィールドは、キリストが復活し世界を救済するために自分が死ななければならないが、自らの手で死ぬことはできないため、国王を暗殺することで自分の死を確実なものにしようと考えた。ハッドフィールドはロンドンのドルリー・レーン劇場に侵入し、国王ジョージ三世を狙撃したが、幸い国王は無事だった。

裁判において被告の弁護士は、「妄想が存在し、犯行がその妄想の影響下で行われたものであるとすれば、その者はいかなる犯罪についても有罪とは考えられない」と主張した。この主張は、「妄想テスト」と呼ばれることになる。陪審員の評決は、「犯行時に精神病の影響下にあったがゆえに無罪」となった。

ハッドフィールド事件を契機として、一八〇〇年に議会で「犯罪性精神病者法」が成立した。この法律は重大な罪を犯した精神障害者について、「国王陛下の御意にかならまで」、つまり無期限に収容できるように定めたものである。

さらに、一八四三年に起きたマクノートン事件では、後に「マクノートン・ルール」と呼ばれる原則が定められた。これは、精神障害者の責任能力に関して基本的な原理となり、現在でも参照されている。

加害者のダニエル・マクノートンは、スコットランド生まれの工員であった。彼はロンドンの中心部であるチャリングクロスにおいて、当時の首相ロバート・ピール卿の秘書であったエドワード・ドラモンドを射殺した。

マクノートンは統合失調症患者であり、自分が常に追跡され狙われているという被害妄想を持っていた。彼は陰謀の背後に保守党の前身であるトーリー党が関与していると確信し、トーリー党の党首であった当時の首相を射殺しようとして、誤ってドラモンドを殺害したのである。

この事件の裁判の結果、マクノートンは「精神疾患により無罪」になった。だが、この裁判所の判断は、一般大衆の支持を得られなかった。さらにほとんどのジャーナリズムはマクノートンの無罪に反対を表明し、世論もこれに同調した。

このため、マクノートン事件の裁判長であったティンデル卿を中心として、精神科患者の責任能力に関するいくつかの原則が作成された。これがマクノートン・ルール（M'Naghten Rule）であり、以下にその内容を示す。

1. 妄想の影響で行為している人であっても、もし犯罪を行った時点で法に反した行為を行っていることを自覚していれば法的責任がある。
2. すべての人は、そうでないと証明されない限りは sane（正気）であり、自らの犯罪について責任を負うに十分な理性をもつと仮定される。
3. 精神疾患による責任無能力が成立するには、犯行時、被告人は、精神の疾患によって、自分の行っている行為の本質と性質を知らないほどに、あるいはもしそれを知っていたとしても、自分は邪悪なことを行っているということを知りえないほどに、理性を欠如していることを明白に証明しなければならない。
4. 部分的な妄想を持つ人に関しては、その妄想に関する事実関係は現実にそうであると見なされる。

このマクノートン・ルールは、現在に至るまで精神障害者の責任能力を論じる際、重要な基準となった。

精神医学の成立

精神医学の法的側面に関する研究ではイギリスに先んじられたものの、アカデミックな研究においては、ドイツは他の国の追随を許さなかった。十九世紀はまさにドイツの世紀であり、精神医学も含めた医学全般をドイツがリードした。このようなドイツの躍進の理由としてあげられるのは、国家の積極的な援助により大学を中心として研究と教育がさかんに行われた点である。

この時代の精神医学は、脳病理学を中心とした生物学的精神医学であった。多くの精神科医は基礎医学の研究に集中し、自分たちの患者を治療しようとすることに関心を持たなかった。当時の代表的な精神医学者として、「精神病は脳病である」と語ったグリージンガーや、失語症の研究で知られるウェルニッケらがあげられる。

ウェルニッケは脳の特定領域と精神症状が関連すると考え、精神病の独自の分類を提唱している。これは後にクライスト、レオンハルトらに引き継がれた。

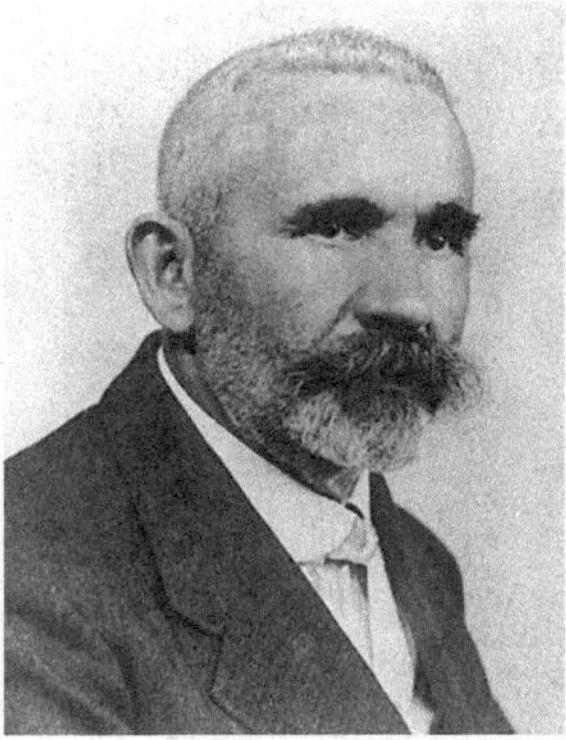

図2　エミール・クレペリン

現在の精神医学の基礎が成立したのは、十九世紀から二十世紀初頭にかけてである。エミール・クレペリン（図2）、オイゲン・ブロイラーなどドイツの精神医学者たちによって、基本的な精神疾患の概念が確立し、これは現在の診断基準にも受け継がれている。

一八九六年、クレペリンは内因性精神病が早発性痴呆《ちほう》（現在の統合失調症）と躁《そう》うつ病に二分されることを示した。このクレペリンの考え方は、精神医学の基礎となった。ハイデルベルクの精神科教授であったクレペリンは、ニッスルとアルツハイマーという二人の世界的な解剖学者を育てたことでも知られている。これに対してブロイラーは、「精神分裂病」の病名を提唱し、この疾患の基本的な障害を示した。

また治療法の進歩もみられた。一九〇〇年代になって、マラリア療法、電気けいれん療法（電気ショック療法）、インスリン・ショック療法、持続睡眠療法などの身体療法が開発された。この中で電気けいれん療法は、現在でも重症のうつ病などに対する治療法として施行されている。

さらに、人道的な見地から入院患者の開放的な処遇も推進され、作業療法も積極的に採用されることが多くなった。しかしながら本格的に治療の成果を得るには、向精神薬の登場を待つ必要があった。

こうした一方、精神医学が「悪用」される重大な事態も散見されるようになった。その一つが、第二次世界大戦中のナチスドイツによる精神障害者の絶滅政策である。ナチスは、精神病患者や重症の精神遅滞者が莫大《ばくだい》な出費をかけて扶養されることは国家にとって意味がないとし、二十七万人あまりの患者の命を奪った。また前述したように、旧ソ連においては精神病院が政治犯の収容のために長く用いられた。

一九三三年、ナチスが主導するドイツ帝国議会では、「断種法」が成立した。この法律の正式名称は、「遺伝病の子孫を防止するための法律」で、精神科疾患の他、聾《ろう》唖《あ》者、重症の奇形などが対象とされ、強制断種が行われた。

さらに第二次世界大戦に突入した一九三九年になると、精神科患者を中心とした成人の「安楽死」政策が強力に推し進められた。これは後に「T４作戦」と呼ばれ、ガス室と焼却炉を備えた精神病院がドイツ各地に建設された。このように名づけられたのは、この作戦を立案、遂行した「精神病院帝国作業委員会」がベルリンのティアガルテン通り４番地に位置したことによる。

T４作戦で抹殺の対象とされた精神科患者は、入院先の精神病院から「灰色のバス」で運ばれ、ガス室の中で、一酸化炭素により速やかに「淘汰《とうた》」された。このような「安楽死」による犠牲者は、二十万人に及ぶと推定されている。当時のドイツの精神科医たちはT４作戦に反対するどころか、むしろ積極的に加担したという。死亡した患者の脳などを研究材料として使用した例もみられ、後に厳しい批判を受けることになった。

時代をさかのぼるが、精神分析の提唱者であるジクムント・フロイトが活躍したのは、十九世紀後半から二十世紀初頭にかけてである。これは、クレペリンらによって精神医学が確立した時期でもあった。

その後フロイトの思想は一世を風靡《ふうび》し、特に第二次世界大戦後のアメリカでは精神分析が精神医学全体を飲み込んだとでもいうような状況となった。しかし向精神薬の登場とともに、次第に精神分析は下火となった。現在でも信奉者はいるものの、もはや「医学」の分野においては歴史的な意味しか持たないものとなっている。

フロイト理論は、ヒトの精神の全体像を示すものであった。人文科学の分野では、現在でもそのような理論の存在価値はあるのかもしれない。しかしながら臨床医学としてのヒトの「精神」あるいは「精神疾患」に関するフロイトの学説や概念は、科学的な方法で証明されたものはなく、治療効果の検証もされていない。

つまりフロイト説は、「俗流」の心理学と同じレベルの話なのであり、いわゆるエビデンスに基づく学説ではないのである。この点については、サリヴァンやフロム・ライヒマンなどの臨床家の著作も、フーコーやラカンなどの哲学者の学説も同様である。

臨床的にフロイトが発言したのは、主として「神経症」圏の疾患である。フロイトは神経症の原因を「性的な心的内容の抑圧」によるものと主張した。今日、かつて「神経症」と呼ばれた疾患は、パニック障害、強迫性障害など多くの疾患に細分化されているが、その病態がフロイト説に一致しているとは言えない。

フロイト説がなぜ広汎《こうはん》に受け入れられたのか考えてみると、その要因としては、複雑なヒトの精神機能を一元的に説明しているかのような印象を抱かせたことがもっとも重要であると思われる。フロイトの仕掛けた罠《わな》は巧妙であり、一般の患者やジャーナリストだけでなく、多くの精神科医が彼の学説に囚《とら》われたのであった。

政治的な出来事となるが、フロイト説とほぼ同時期に、ヨーロッパを襲ったのが、マルクスの思想であった。フロイト説は、マルクス主義との類似点が大きい。両者の類似点は、第一に、それぞれの分野で圧倒的な称賛、崇敬の対象であったにもかかわらず、その後の失墜がみられた点があげられる。

次に、厳しい評価が行われているにもかかわらず、現在においても熱心な信奉者が存在する点にも類似性がある。経済学者が自らをマルクス主義の専門家であると名乗ることは少なくなったが、いまだに「精神分析」を専門にしていると主張する精神科医や心理学者が存在している。

フロイトをマルクスと並べてみるのは、歴史的な重要性からはやや過大評価かもしれない。ただフロイトのポジションは、マルクスと類似している。中でも重要な点は、マルクスは二十世紀の社会科学の、フロイトは同じく人文科学の理論的バックボーンとなったという点であろう。

ロシア革命に始まる多くの社会主義国家が、かなり変質したものとはいえ、マルクス主義のロジックによって運営されたように、哲学、文芸批評からオリジナルの精神病理学に至るまで、かなりの分野の人文科学がその根拠をフロイトの理論に求めてきた。「エディプス・コンプレックス」や「スーパーエゴ」などのフロイトの造語が、実在するかのように用いられた。臨床医学におけるフロイト理論の重要性が消失した現在でも、人文科学では重宝されているのである。

精神分析が信用を失ったアメリカでは、精神分析を使用することが医療ミスであると認定されたケースもある。一九七九年、うつ病患者のオシュロフは、精神分析療法で知られるチェストナット・ロッジ病院に入院した。オシュロフは向精神薬による治療を希望したが、担当医はそれを拒否し、精神分析を行った。その結果、半年以上オシュロフの症状は改善しなかった。

その後別の病院で薬物療法を受けて短期間で改善したオシュロフは、元の病院に対して損害賠償の訴訟を起こした。裁判の結果はオシュロフの勝利に終わり、チェストナット・ロッジ病院は多額の賠償金を支払うことになった。

向精神薬とDSM

一九五〇年代後半からは、向精神薬の時代が始まった。抗精神病薬であるクロルプロマジンの登場に始まり、抗うつ薬、抗不安薬などが次々と開発され、精神科の臨床に用いられるようになっていった。これらの薬物療法の発達によって、精神疾患が薬物で的確に治療することが可能になり、さらに服薬を継続することで再発を防止できるようになった。薬物の効果は絶大なものがあった。

このことは精神医療にとって、革命的な出来事であった。これまでは長期の入院を必要とするケースが多かったのに対し、薬物療法により症状が比較的短期に消失するので、早期に退院し社会復帰させることが可能になった。

さらに精神病院を、以前にも増して開放的に運営することができるようになった。とくにアメリカでは一九六三年のケネディ教書によって、精神科患者を入院施設から地域での生活を目指す方向が示され、いわゆる脱施設化（脱入院化／deinstitutionalization）の方向への活動が強力に行われた。

急激な脱施設化は、アメリカ以外ではイタリアでも行われた。地域の側での受け入れ態勢が十分に整っていないままに性急に脱入院化が進められ、治療を要する患者がホームレスとなるなどの弊害も指摘されている。しかし全体としてみれば、世界の精神医療は、入院治療を中心とする治療から、地域医療中心の体制に変化しつつある。

向精神薬に関しては、一九八〇年代から九〇年代にかけて、抗うつ薬ではSSRI（セロトニン再取り込み阻害薬）、抗精神病薬では非定型抗精神病薬と呼ばれる薬物が新たに登場した。これらの薬物は従来のものより副作用が小さく、服用しやすいので多くの精神科患者が服用するようになってきている。

現在の精神医学において、向精神薬の登場とともに重要であるのが、第三章で述べたDSMなどの操作的診断基準である。こうした診断基準の登場によって、精神医学あるいは精神医療は明らかに様変わりをした。

操作的診断基準の利点は、これまで国や地域により多様であった精神科の診断が統一されたことである。このため、臨床面、研究面において情報の伝達が容易になった。一方で操作的診断基準、とくにDSMの弊害も指摘されている。DSMでは、改訂ごとに新しい病名が登場しているが、これに対してむやみに新しい病名を乱発し、製薬業界の希望に添って病名を作り上げているという批判がなされている。この点について、アメリカのジャーナリストのカチンスらは、「ありふれた行動」を「病気」と認定していると批判し、「DSMが使用されることによって、精神科医療や医学の対象とされる精神的な問題は、増加の一途をたどっている」と指摘している（『精神疾患はつくられる　DSM診断の罠』ハーブ・カチンス他著　日本評論社）。

日本の精神医療

ここで、日本における精神科疾患の治療と処遇の歴史についてもふれておこう。

古来わが国では、精神疾患は「癲狂《てんきょう》」と呼ばれていた。「癲」は、抑うつ、無感情、言語錯乱、わけもなくよく笑う、目がすわりじっとしたままなどの症状を表している。一方で「狂」は、興奮、怒り罵《ののし》る、騒ぎまわる、などがみられる状態を指していた。奈良《なら》時代に成立した法令集である「養老律令」にも、癲狂に関する記述がみられている。

平安時代において、わが国最古の医学書である『医心方』（九八四）が丹波康頼《たんばのやすより》によって編纂《へんさん》された。この本の中で、精神疾患は「癲病」、「狂病」として記載されている。

わが国の精神科患者の処遇に関しては、ヨーロッパ諸国におけるような巨大な収容施設の建設は行われなかった。明治《めいじ》時代に至るまで、座敷牢《ろう》を用いた家族による「小さな囲い込み」が主流であった。

治療的な施設としては、京都の岩倉村など寺社を中心とした小規模な集団的施設も設けられたことが知られている。京都の北西にある岩倉大雲寺《だいうんじ》は、十世紀に建立された天台密教系の寺院であるが、精神障害者が参籠《さんろう》し、付近で生活をしていた。伝説によれば、岩倉村の始まりは平安《へいあん》時代の末である。摂関家に対抗し延久《えんきゅう》の善政を行った後三条天皇《ごさんじょう》（在位一〇六八～一〇七二）の皇女の言動がおかしくなり、髪を乱し、ものも言わない状態になった。神仏のお告げに従い、岩倉に参詣《さんけい》し、境内の冷泉を飲ませたところ回復したという。江戸《えど》時代になり、岩倉には多くの精神障害者が集まるようになった。付近に茶屋や宿屋ができ、病者は籠《こも》り堂で寝起きをし、観音堂に詣《もう》で、冷泉を飲んで滝に打たれた。家族も一緒に泊まり込むこともみられたらしい。

第五章　統合失調症

精神病とは何か

「精神病」という言葉にはいくつかの意味がある。精神疾患全般について、精神病と呼ぶ場合もみられるが、通常比較的重症の精神疾患について精神病と総称することが多いようである。ここでは、ICD－10の診断基準に従い、現実の認知に大きな歪《ゆが》みを生じるような幻覚や妄想を主な症状とする疾患や、思考障害や意欲の障害などにより人格的なレベルが低下し、社会適応が不良となる疾患を「精神病」として考えたい。

この定義では、「精神病」に含まれる疾患には、表9に示すように、統合失調症を中心とし、外因性精神疾患にあてはまるものから、躁《そう》うつ病まで多様なものがある。以前は、心因性精神病という診断名も用いられていた。本章では、統合失調症と関連疾患について述べる。

統合失調症は、代表的な精神病である。かつてこの病気を研究者たちが、早発性痴《ち》呆《ほう》（エミール・クレペリン）、精神分裂病（オイゲン・ブロイラー）などと呼んだが、最近わが国においては呼称が変更となっている。

以前統合失調症は、慢性的に病状が進行し回復がみられず、最終的には痴呆状態に至ると見なされていた。最近になって、このような考え方はかなり改められてきている。リハビリテーション治療の充実や非定型抗精神病薬と呼ばれる治療薬の進歩によって、多くの人が目ざましい回復を示し、通常の社会生活を営むものも多い。これに伴い、この病気に対する考え方も変化してきた。

二十年あまり前、私はある四十代の統合失調症の女性患者を外来で診察したことがあった。彼女は二十代で発症し、国立病院の精神科への入院歴があった。回復は順調で、大学を卒業後小学校教師となり、順調な生活を送ってきた。

発病してから二十年あまり、彼女は精神科への通院を継続し、やや多すぎる量の抗精神病薬を服用していた。主治医は絶対に薬をやめてはいけないし、減らしてもいけない、結婚や出産は駄目だと厳しく告げ、彼女はそれに従っていた。

外因性精神病
器質性精神病
症状（症候性）精神病
中毒性精神病
内因性精神病
統合失調症
躁うつ病
非定型精神病
その他の精神病
心因性精神病

表9　精神病の分類

現在なら、どう対応すべきであろうか。おそらく生活における自由をもっと認めることになるだろう。結婚、出産については、この女性に対して私は制限しない。ただし妊娠中も薬物を中止しないで、継続して服用するように指示をする。向精神薬の服用によって、胎児に何らかの障害が出現することを心配する人は多い。しかし経験的には、向精神薬を妊娠中に多量に服用していたケースでも、出産に問題があったケースはほとんどない。ただし授乳については、服用した薬物が母乳に含まれるため、断念する必要がある。

統合失調症とひとくくりにされていても、この病気にはさまざまな症例が存在する。症状も経過も多様であることが、むしろこの病気の特徴と言ってもよい。激しい興奮状態を示すものから、幻聴や被害妄想が活発なもの、あまり目立った症状はないにもかかわらず、社会適応が悪く自閉的な生活を続けるケースもみられる。普通に社会で仕事をしていたり、出産して子育てをしている人がいる一方で、精神病院に長期入院し、そこで人生の大半を過ごす人もいる。症状が重度で言語が解体し、長く保護室を使用している人もまれではない。

統合失調症は、精神医学、精神医療の分野において、非常に重要な疾患である。最も重要であると言っても、いい過ぎではない。今でこそ世の中の関心は「うつ病」と「自殺」や人口の高齢化に伴う認知症、さらには発達障害に向けられているが、統合失調症は、これまで最も注目を集めてきた疾患であった。

統合失調症の生涯にわたる罹患《りかん》率は、総人口の約一パーセントである。日本では、常時百万人あまりの患者が存在している、まれではない病気である。日本の精神科のベッド数は、全国で約三十万床であるが、その入院患者の八割あまりは、統合失調症患者で占められている。

統合失調症はありふれた病気でありながら、誤解されていることが多い。何か強いストレスによって、あるいは不適切な親の養育によって統合失調症が発症すると考えている人はいまだに多い。生活上のストレスによって、統合失調症が「再発」したり、あるいは症状が悪化することは起こりうる。しかしストレスそのものが、この病気を発症させることはない。

現状では統合失調症の原因は不明であるが、脳に何らかの生物学的な変化が生じていることは明らかである。脳の神経発達における早期の障害によって神経伝達物質の不均衡が生じ、思春期以降に症状が出現するという仮説が提唱されている。

幻覚と妄想

統合失調症の症状は、大きく陽性症状と陰性症状に二分されることが多い。陽性症状は、幻覚、妄想、顕著な思考障害などで、productive（生産的）な症状と呼ばれる。一方で、陰性症状は、感情の鈍麻、意欲の喪失、社会的ひきこもりなどがみられ、正常な精神機能の減少を意味し、以前は「欠陥」と呼ばれたものに相当する。

中でも統合失調症の症状として特徴的であるのが、幻覚と妄想である。幻覚とは、現実には存在しない事がらが感覚として知覚されることである。

統合失調症において、もっともひんぱんにみられる幻覚は「幻聴」である。だれもそばにいないのに人の声が聞こえ、本人を批判したり非難したりする。幻聴は人の声（これを幻声という）だけでなく、物音のこともある。

こうした幻聴は、現実の声と区別されないことが多い。慢性例では、幻聴に聞き入ってにやにや笑ったり、幻聴と会話して独り言を言ったりすることもある。

一方、「妄想」とは明らかに誤った内容の考えのことで、周囲が訂正しようとしても、受け入れることができない。統合失調症の妄想は被害妄想的な内容が多く、「街ですれ違う人が自分を襲おうとしている」、「職場にいくと皆が自分を見て噂話をしている」などという内容を述べることが多い。このような妄想は、しばしば患者に不安で恐ろしい気分をもたらすことがある。特に急性期においては、自分の足元が崩れ落ち世界全体が崩壊してしまうような感覚を訴えることがある。これを、「世界没落体験」と呼ぶ。また他者が自分に影響を及ぼしているという「被影響体験」もみられる。

慢性期においては、「自分が非常に高貴な人物である」「自分は天才で、これまでに数多くの発明をしている」などといった誇大妄想が生じることがある。こうした誇大妄想がみられる場合、多くは人格的なくずれを伴っていて、通常の社会生活が困難になるケースが多い。

統合失調症は慢性疾患である。多くは思春期から二十代に発症し、その後は持続して数十年の長い経過をたどる。発病年齢は若年であるため、高校や大学を中退してしまうことが多い。これは、病気の発症によって全体的な社会生活の遂行能力が低下し、学業を継続できなくなることがみられるためである。

統合失調症はいったん改善しても再発しやすく、一般の就労が困難であることも珍しくない。薬物療法の効果は大きいが、長期間服薬を続けることに失敗する場合が多いからである。

さらに、いったん症状が回復すると、患者は服薬や通院を中断してしまうことがよくみられる。服薬中止による再発は、九割以上に及ぶという報告もある。重要なのは、再発を繰り返すほど症状が慢性化するとともに、回復が困難となる点である。

通常の就労ができない人たちの一部は、自宅で引きこもりに近い生活を送っている。最近では、地域にある作業所やデイケアなどの社会復帰施設に通所している人も多くなっている。作業の訓練と実際の仕事のギャップは大きいものがあるが、慢性期の患者の社会訓練の場は、選択肢が増えてきている。

服薬の中断は、再発のもっとも大きな原因である。しかし、服薬をきちんとしないからといって、患者や家族を責めるのは酷であるのかもしれない。服薬をやめても、その影響は通常すぐには出現せず、数か月してから再発の兆候がみられることがしばしばみられる。このため、本人が服薬の重要性について認識できないことが多い。また当然ながら薬物によるさまざまな副作用もみられ、服薬の継続を困難にしやすい。

さらに統合失調症においては、自らの病気について自覚が十分にみられないことが大部分である。これを「病識がない」という。しかし、このことが必ずしも不幸なことは言えないようである。十分に回復していない患者は、自分の状態について不完全な理解しか持てない。ところが、治療によって改善がみられると、自らの病気の特徴について、あるいは病気に罹患した自らの不運について、強く認識してしまうことになるからである。

病気を受け入れることは重要である。しかし病気を理解することによって、自分の希望やキャリアがもはや望めないこと、長期にわたって病気というハンディキャップを背負っていかなければならないことがわかってしまうかもしれない。これが本人にとって、重くのしかかり、患者を追い込んでしまう。

幻覚の出現

次に示す症例は、思春期に発病し典型的な経過がみられた統合失調症のケースである。

十九歳の野本信次さんは、精神科の外来を受診した当日に入院となった。幻聴のせいで苦しくなり、ビルの屋上から飛び降りようとしたのだった。

野本さんは元々おとなしく、引っ込み思案な子供だった。子供のころから集団にとけこむことは苦手で、放っておくといつも一人で遊んでいることが多かった。幼稚園のとき、友達とうまくいかずに行きたがらないこともみられた。

家業は自営業で、経済的には余裕のある家庭だった。野本さんは一人っ子だったので大事に育てられ、幼稚園時代から塾通いをし、都心にある私立の小学校に入学している。受験勉強の他に、ピアノと英語も習っていた。お稽古《けいこ》ごとはすべて母親が送り迎えをしていた。

小学校時代は、大過なく過ごした。本人の話では、目が大きかったので、「デメ」とか「デメキン」と呼ばれていじめられたことがあったという。

しかし母親の話では、学校の友達が家に遊びに来たり、逆に遊びに行ったりすることはよくみられ、深刻ないじめはなかった。成績は中位で目立つところはなく、サッカー部に入ったものの、運動は苦手だったため楽しめなかった。

エスカレーター式に中学に進学したが、友達はあまりできなかった。本人は当時を回想し、「一人で孤独だから、死にたいという気持ちになった」というが、学校生活では特別な問題はみられず、成績は比較的上位であった。

野本さんに精神的な変調がみられたのは、中学三年の二学期以降である。特にきっかけはなく、当時の流行曲である『春よ、来い』が一部だけ繰り返して思い浮かんだ。高校に進学してからは、さらにこの頻度が多くなり、頭の中で同じ曲が繰り返し連続して流れるようになった。

自分で打ち消しても曲は鳴りやまず、次第に気持ちが不安定となることに加えて、集中力もなくなってくる。この音楽に関する症状は、「音楽幻聴」と呼ばれる幻聴の一種である。一般的には、比較的高齢者に起こりやすい。

本人の話では、この当時他の生徒から、ワイシャツに落書きされたり、ソースをつけられたり、あるいは机の上に置いたプリントをわざと落とされたりするというようないじめに繰り返しあったという。しかし、「いじめ」に関して事実関係は確認できず、現実の出来事ではなく、本人の被害妄想が始まっていた可能性が大きいと思われる。

辛《つら》い気持ちが毎日続いた野本さんは、死にたくなった。そのため、飛び降り自殺をしようとビルに上ったり、心臓麻痺《まひ》になれば死ねると思い、多量の日本酒を飲んで冷たい水に浸《つ》かったりした。コードで自分の首を絞めようとしたこともあった。母親からみても元気がなかったが、自殺しようと考えていることまでは気がつかなかった。

同じ時期、日中、自室にいるとき、家の中で女性の顔のようなものが見えるという幻視の症状も出現している。

心乱れて

高校三年となり、野本さんの症状は幾分安定したが、学校の成績は振るわなかった。卒業間近の試験は合格点に届かないものがいくつかあり、卒業できないかもしれないと心配されるほどだった。

この点について本人は、「いじめが深刻になってきて、勉強どころではなくなっていた」と述べている。だが、いじめが実際にあったわけではなく、やはり被害妄想によるものだった。幻聴も散発しており、「うぜえ」とか、「死んじまえ」などという同級生の声が聞こえていた。

担任は精神科受診をすすめたが、本人は嫌がって承諾しなかった。勉強が手につかず、あちこちの図書館を回って、古いアイドルのCDを借りて歩き、気に入ればカセットテープに録音していた。家族は野本さんが図書館で勉強していると思っており、この時期、生き生きして元気だと感じていた。

ところが、母親が野本さんの部屋の掃除をしているとき、たまたま相当な量のカセットテープの山を発見した。驚いた母親は、「何やってるの、こんな大切な時期に」と怒ると、彼は何も言わずにぷいと家を出て、一晩帰ってこなかった。その翌朝、本人は登校時刻の前に、こっそり戻ってきた。本人に何をしていたのか尋ねると、「嫌なことが多いから、山の中で死のうと思った。でも、淋《さび》しくなって帰ってきた」と淡々と答えた。

それから受験までの間、野本さんの行動には落ち着いた所がなくなった。日中、ふらっと出かけたかと思うと、遅い時間まで戻ってこなかったり、カラオケボックスに行き、三〜四時間も一人で歌っていたりすることもあった。

幻聴は引き続きみられ、路上で、通行人とすれちがう際、「うざいぞ」「この、バカ」など自分に向けての悪口が聞こえてくると訴えた。しかし、家族はこれを病気の症状とは思わず、受験前で精神的に不安定になっているととらえていた。

受験した大学は、すべて不合格だった。三月の中旬、高校の卒業式の直前、野本さんは、自分のスナップ写真や学校の成績表を、すべて破り捨てた。驚いて母親が理由を聞くと、「嫌な思い出ばかりだから、いいことは何もなかったから」と言う。母親が、「将来、結婚式のときに小さなころの写真が一枚もないなんてことになっちゃうと困るわ」とつぶやくと、野本さんは何も答えずに、ぼろぼろと涙を流して泣きじゃくった。

四月からは、予備校に通い始めたが、調子はよくなかった。いじめられた嫌なことを思い出したり、受験に失敗したことを後悔したり、気持ちは不安定なことが多く、授業を聞いても頭にほとんど入らなかった。夜眠れずに、頭の中を歌謡曲がずっと聞こえていることもあった。

野本さんの志望大学は、慶応《けいおう》大学だった。しかし、予備校には通っていたにもかかわらず、ほとんど勉強はしていなかった。以前と同様に野本さんは、自転車で図書館に行ってCDを借り、自宅でテープに録音することを繰り返していた。母親が勉強するようにと咎《とが》めても、それをやめようとはしなかった。

また、とても合格圏には達していないのに、「来年は、慶応の一番難しいところに合格することが決まっている」と言い出したりもする。入学後の下見だと言って、時間をかけて自転車で慶応大学まで行き、構内を何回も回って帰ってくることもあった。

精神科に入院

浪人した年の十一月、このような生活状況を心配した母親にすすめられて、野本さんは精神科を受診した。そこで服薬を始めたが精神状態は安定せずに、翌年の受験は再び失敗に終わった。

二浪目に入り、これまでとは別の予備校に入学した。だが、他の学生にいやがらせをされたと言って、すぐに登校しなくなった。野本さんは、死ぬことばかり考えるようになった。飛び降り自殺をしようと思い、ビルの屋上に何度か行ったが、怖くてできなかった。

幻聴も活発で、からかうような声や嫌がらせの声が絶えず聞こえてきた。女性の顔の幻視を見ることもあった。ゴールデンウィークの直前、野本さんはけじめをつけると言って、突然予備校をやめてしまう。

五月の下旬からは、野本さんは何もする気がしなくなった。一日中横になっていて、テレビがついていても見る気もしなかった。本人は、「すべてに無関心になって、空虚な感じがして、何をするのも、食事をするのも、歯を磨くのも、風呂《ふろ》で体を洗うのもめんどうくさい」のだと言う。実際、入浴を介助してもらい、母に身体を洗ってもらったこともあった。

六月の末になり、本人の状態が比較的落ち着いていたので、両親は以前から計画していた海外旅行に行った。親は旅先から電話を入れたが、本人は一度も電話に出なかった。野本さんは両親の旅行中、不安感、焦燥感が強まり、通院中の病院に何度も電話して、死にたいと訴えたが、きちんと服薬をするように指示されただけだった。

両親の帰国後、不安定な状態はますます強くなった。母親の目の前でビルに上り、飛び降りて死んでしまいたいと訴えることが起きたため、彼は両親につれられ私が勤務していた精神科を受診して入院となった。

入院直後より抗精神病薬の投与がなされたが、野本さんの状態はすぐには改善しなかった。本人は、「やっぱり辛い、帰りたい」と訴える。翌朝になっても、「辛くて仕方がない。だれも、食事を持ってきてくれない、歯磨きをする場所が遠い」「入院がこんなに辛いとは思わなかった。退院したい」と幼稚な退院要求をくり返した。

看護スタッフが説得して入院を続けることになったが、それからも「家に帰りたい」と、ひんぱんに訴えが続いた。「ふらふらと勝手に足が動いて、高い所に上りたくなる」と自殺をにおわせる発言もみられている。

このような状態であるにもかかわらず、夜間に突然怒りだして、いびきがうるさいと隣の患者の鼻をつまみ、「うるせーんだよ」と大声を出すこともあった。このため、抗精神病薬の投与量を増し、二週間あまりしてようやく以前よりは穏やかに過ごせるようになった。

それでも急に看護スタッフに対して、些細《ささい》なきっかけから、「何か不安で死にたくなっちゃった」と訴えることもあれば、「先生、クスリをくれた後、ぼくのことを笑っていたでしょう」「ハエが頭の中で飛び回っている」などと被害妄想や体感幻覚を思わせる発言が続いていた。自宅に退院するまで、野本さんは三か月あまりの入院が必要だった。

この野本さんの例からもわかるように、統合失調症の症状として特徴的であるのが、幻聴と妄想である。

幻聴は患者の脳の中で起きている症状である。自分の脳内で生成した「声」や「音」である。しかし、幻聴が聞こえている本人は、外部から音声が入力しているという感覚を持っている。つまり、「脳」という自己の内部で起こっている出来事が、自己に所属していると認識できないわけである。

幻聴について興味深い点は、幻聴の内容がそれほどバラエティに富んだものではないことである。患者の経歴、職業、あるいは国籍さえも関係しないことが大部分で、むしろ画一的というのが適当であろう。野本さんの場合も、典型的な被害妄想に基づく幻聴が出現していた。幻聴に関連する脳の病巣としては、画像研究などから側頭葉の異常が指摘されているが、明確な結論は得られていない。

厳格な父親

もう一例、統合失調症のケースを示す。清水勇夫さんの父親は総合雑誌の記者で、個性的だが頑固者なところがあり、人の話をなかなか聞こうとしない人だった。仕事は多忙で家を空けることが多く、家族に対しては愛情がないわけではなかったが、見下したような態度をとることがよくあった。

清水さんは子供のころから、父親の前では萎縮《いしゅく》して過ごしていたような気がする。父は、旧帝大以外は大学とは認めないと公言していたので、兄とは異なり成績の振るわなかった清水さんは肩身の狭い思いをしていた。

子供時代の清水さんは、どこか我が強く両親の思い通りにならないことが多かった。幼稚園に通っているときには、ひとり子供たちの輪に入らず泣き喚《わめ》いたり、うまくいかないことがあると、急にかんしゃくを起こしてしまったりすることがあった。

小学生になると、両親の方針でスイミングスクールや英会話などいくつか習い事に通わせられたが、どれも長続きしなかった。学校の成績は上位であったが兄に比べるとさえなかったため、父親に侮辱的なことを言われたことを憶《おぼ》えている。

それでも中学一年までの成績はトップクラスであったが、中二になった頃からはしだいに勉強をしなくなり、成績も低下した。友人も少なくなり、学校でも孤立した。さらに中三になると、ささいなことをきっかけとして自宅で興奮状態となることがあった。壁を殴ったり、襖《ふすま》を破ったり、物を壊したりする。両親は精神科に相談に行ったが、ただ「全部を受容する」ようにと言われただけだった。

高校は都立高校に入学した。成績は最下位に近かったが卒業はできた。暴力行為はおさまっていたが、家でも学校でも孤立した状態で、ほとんどだれとも交流することはなかった。その後は自宅に閉居し、浪人生活を送った。机には向かっていたが、ほとんど勉強には手がつかない状態だった。

結局二浪したが大学はどこも合格せず、専門学校の英語科に入学した。しかしそこも秋からは不登校となり、家から出たがらなくなった。

その後半年あまりして、清水さんは急に両親に対する態度を一変させた。突然、自室から出てきて「おれをこんな風にしたのはおまえが甘やかしたからだ」、「今日はババアを殺してやるぞ」と怒鳴り散らし、両親に殴りかかったのである。

それ以後、数日毎に同様の暴力がみられるようになった。清水さんは、入浴も着替えもしなくなった。一日中、自室に引きこもっていた。部屋では、頭を抱えてうずくまっていることが多かった。機嫌が良さそうなときに話しかけても、「ウン」と答えるのみで、何も話そうとはしなかった。

清水さんは、他人に会うことを極端に恐れていたが、夜中になるとディパックを背負って外出することもあった。何をしているのかよくわからなかったが、ただ意味もなく町を歩き回っていたようだった。

その半年後、暴力が激しくなり、息子の様子に恐れをなした両親は警察を呼んだ。その結果警察に保護され、清水さんは初めて精神科に入院となっている。診断は統合失調症であった。半年あまりの入院治療で清水さんの症状は、いったんは改善したようだった。

退院後も、抗精神病薬の投与が続けられた。以前にみられた暴力はおさまっていた。清水さんは、家で聖書を読んだり、トレーニングをしたりして過ごしていた。もう一度勉強をしたいと言い出したため、通信制の大学に入学し、スクーリングにも参加した。

しかし良好な状態は、わずかしか続かなかった。再び彼は以前と同様の状態となり、両親を罵倒《ばとう》したり、時に暴力を振るったりすることもあった。しかし両親の熱心なサポートによって精神科への通院は行い服薬は継続していたため、またしばらくすると精神状態は安定してきた。

主治医のすすめに従い、清水さんは自宅近くの作業所に通所を始めた。他のメンバーとの交流は少なかったが、単純作業を黙々とこなしていた。

作業所に通い始めておよそ二年後より、清水さんは次第に服薬が不規則となった。そのため次第に精神的に落ち着きがなくなり、突然誰もいない家で興奮状態となりバットを振りまわして自ら警察を呼ぶということが起きたため、精神病院に措置入院となった。このときは、五か月あまり入院を続けたが、入院先は郊外の精神科の単科病院であったため、比較的慢性で重症の患者が多かった。患者同士のけんかもしばしば目の当たりにし、少しでも早く退院したいと思ったが、病院がなかなか退院させてくれなかった。

退院後は、元の主治医のクリニックに通院し、母親が薬を管理してきちんと服薬をしていた。作業所にも週に二回の通所を開始し、独り黙々と付録作りなどの作業を続けた。しかし半年後、作業所のバザーで役割を割り振ってもらえなかったことを不満に思い、そのまま通所をやめてしまう。

クリニックの主治医に対しては、「どうしても、両親に甘えてしまう自分が抑えられない」、「どうしたら普通の人と同じような生活を送っていけるのか？」などと訴えることがみられた。服薬はしていたが不安定な言動が多く、ある時食事をまったく摂《と》ろうとしなくなったため、本人も希望して私が勤務する精神科に入院となった。

入院時、清水さんは興奮することはなかった。むしろ、うちひしがれたような様子であった。礼儀正しく、身なりは整っていて、頭を深くうなだれた姿勢をなかなか変えようとしない。話を聞いていても、表情は硬いままで、笑顔はまったくみられなかった。

精神科に入院することを清水さんは承諾していたが、「部屋に鍵《かぎ》がかかってなければ、帰ってしまうと思います」というので、個室を施錠して使用した。時折鍵がかかっているのを確かめるように、ドアノブをガチャガチャと回していた。個室内では首を垂れて動かずじっとしていることが多く、頭を抱えてなにか考え込んでいることもあった。ノックの音には過敏に反応し、すばやく立ち上がって礼をする。

数日すると、清水さんは病院の生活に慣れてきたようで、表情は穏やかになってきた。「ずいぶん落ち着きました」、「病院は嫌ですが、今は、自分は療養に専念したいと思います」と笑顔も見せながら、話をするようになった。

清水さんは、自分の状態について、主治医に次のように述べた。

「入院後も時々家に帰りたくなることがあります」

「自分が暴れていたのは甘えのせいだと思います」

「以前ロックを聞いたりすると興奮してしまって、家で暴力を振るっていたことがあったので、今はＮＨＫしか聞きません」

「自分のルールを守ることができないのが不安ですが、守っていれば甘えにつながる自分の気持ちもセーブできると思います」


入院して十日後から、個室施錠は中止し、病棟のホールに自由に出ることができるようにした。だが清水さんは、ほとんど部屋を出ないで、一人で過ごしていることが多かった。本人は、「他人からどう見られるかはわかりませんが、自分では落ち着いてきていると思います」と静かに話をした。

自室からあまり出てこないことについては、「僕がそう思い込んでいるだけかもしれませんが、他の人とすれ違ったりすると、その人たちが僕のことを何か嫌な目で見ているような気がするんです」「皆のテリトリーのようなものを侵すような気がするんです」などと説明した。被害妄想がまだ存在しているらしかった。

大部屋への移動をすすめたところ、「他の人に悪口を言われたり見張られていたりする気がするから」と言って断ってきた。日常生活では、個室内でベッドや椅子に座り込んで頭を抱えていることや、起立して中庭を眺めていることがみられている。たまにラジオを聞いていることはあったが、新聞や本を読むことはほとんどなかった。

また、「自分の生活がここの所うまくいっていない」と訴えがあり話を聞くと、「昼寝をしてしまったり、きちんとした社会人にならなければいけないのに暴力を振るってしまったこととかが、自分の心の中に出てきて、物に当たりたくなったりします」と述べたが、実際に病棟でそのような行動をとることはなかった。

看護スタッフは病棟内に出るように働きかけていた。だが、自室からはなかなか出られないことが多かった。スタッフのすすめによって、いくつかの病棟行事に参加したが、他の患者との交流はほとんどみられなかった。

しかしその後間もなく、病棟事情によって大部屋に部屋移動となった。清水さんは、同室者とも無難に接することができた。それから清水さんは四か月あまり入院を続けたが、作業所への通所を再開することになり、自宅に退院していった。

清水さんの診断は統合失調症であり、発症は中学生時代と考えられる。中学二年頃より学業成績の低下がみられ、中学三年からは家庭内暴力や器物損壊が出現した。また対人関係も次第に乏しいものとなっていった。初期においても被害妄想的な訴えは散発していたが、あまり明瞭《めいりょう》なものはみられていない。一方で、意欲の低下により生活は自閉的で、思考は柔軟性を欠いて強迫的なものとなっていた。

統合失調症の類型

統合失調症は、大きく三つのサブタイプ（妄想型、破瓜《はか》型、緊張型）に分類されることが多い。「妄想型」は、幻覚や妄想が中心的な症状の病型である。比較的、発症年齢が高い。「破瓜型」においては発症年齢が低く、幻覚や妄想は出現するものの目立たないことが多く、感情や意欲の障害が中心である。「緊張型」は、興奮と昏迷《こんめい》を繰り返す病型で、急性期の症状は激しいが比較的早期に回復する。

これらの病型は互いに移行することもあり、必ずしも固定的なものではない。また現時点では脳機能の検査などによって、タイプごとに特有の所見は得られておらず、生物学的な障害部位の違いに対応しているかどうかは不明である。

三病型とは別に四番目のサブタイプとして、幻覚・妄想などの病的体験がほとんどみられず、人格の解体がゆっくり進行する「単純型」を区別することもある。もっとも単純型は診断が困難な場合が多く、このサブタイプを認めない研究者も多い。

これらのサブタイプの中で、破瓜型が統合失調症の中核的な類型であると考えられており、「中核群」あるいは「過程統合失調症」という呼び名もみられる。破瓜型では、小児期より対人関係における孤立、まわりくどい話しぶりや理由のない不安感、奇異な空想など精神的な不安定さを示すことが多い。また、周産期における何らかの脳障害や体表の小奇形が多いという研究もみられる。

発症後は、対人関係を好まず引きこもりの状態となることが多い。周囲に無関心で、通常の社会生活を営むのが困難となる。デイケアなどにおける集団活動への導入も、難しいことが少なくない。

破瓜型においては、パーソナリティ障害である精神病質（サイコパス）と類似した特徴がみられることがある。具体的には、衝動的、短絡的な行動をとりやすく理解することが困難な言動がみられる点などである。実際、両者が重なっていると考えられるケースも存在している。もっとも長期の経過で見ていくと、破瓜型においては次第に人格の解体が進んでいくため、精神病質との区別は通常は困難ではない。

単純型の統合失調症では、疾患の進行は非常にゆっくりであり、人格変化ははっきりしないことが多い。ドイツの精神医学者リングクネヒトは、犯罪や暴力行為と親和性の高い一群が単純型統合失調症にみられることを指摘している。

本章で紹介した野本さんは、若年発症で病状の進行がゆるやかであり、破瓜型の特徴を持っている。これに対して清水さんの例は発症年齢は早いが、幻覚、妄想などの病的体験は不明瞭で、単純型に近いケースであろう。

非定型精神病とパラフレニー

非定型精神病とは、現在の診断基準には収録されていない病名であり、わが国に独特な概念である。

わが国の精神医学はドイツ精神医学の影響を強く受けて発展してきた。内因性精神病を、統合失調症と躁《そう》うつ病とのいずれかに分類しようとするクレペリンの立場は、日本でも幅広く受け入れられた。しかし実際にはこの両者のいずれにも分類することの困難な一群が存在している。それが「非定型精神病」である。

通常、統合失調症は、慢性的に症状が持続し進行性に経過する。さらに、思考、感情、意欲など精神活動の全般にわたって障害を示すことが多い。社会的な生活が大きく損なわれる場合もみられ、生活態度は自閉的である。

一方、非定型精神病は急性に発症するが、短期間で病前の状態まで完全に回復することが多い。精神症状としては、躁うつ病にみられるような感情面の障害と、幻覚や妄想体験を伴った錯乱状態となることが多い。また治療には、継続的な薬物投与を必要としないこともしばしばみられている。

パラフレニーとは、やはりクレペリンが提唱した病名である。今日の診断基準においては、「妄想性障害」のカテゴリーに該当する。精神症状として被害妄想を中心とした妄想がみられるが、その他の症状は少ない。人格的なくずれは目立たず、社会適応もかなりの程度可能なケースが多い。

このような妄想のみが主症状のパラフレニーの例は、中高年の女性に比較的よくみられる。通常治療としては、少量の抗精神病薬が有効である。パラフレニーは統合失調症の近縁疾患であると考えられるが、統合失調症でみられる意欲や感情面での障害は示さず、言動に風変わりさや奇妙さがみられないことが特徴である。

第六章　躁うつ病とうつ病

躁うつ病とは何か

躁《そう》うつ病は「気分障害」というカテゴリーに含まれる疾患であるが、気分障害とは比較的新しい病名である。これまでにも述べたが、かつて内因性の精神疾患（内因性精神病）は大きく「統合失調症」と「躁うつ病」に二分されていた。その後、躁うつ病は、「感情障害」「気分障害」と呼び方が変更となり、その中に含まれる疾患も一部変更されて現在に至っている。気分障害は、「躁うつ病」と「うつ病」およびその他の疾患から構成されている。ＤＳＮ－５においては気分障害というカテゴリーがなくなり、躁うつ病（双極性障害）とうつ病（うつ病性障害）は別のカテゴリーで扱われている。この章では、躁うつ病とうつ病を扱う。躁うつ病とうつ病は近縁疾患であるが、経過や治療法などについて異なる特徴を持っていることをまず認識しておくことが重要である。

躁うつ病は、「躁状態」と「うつ状態」の両方がみられる疾患である。最近の診断基準による病名では、躁うつ病という用語は用いずに、「双極性障害」、あるいは「双極性感情障害」と呼ばれている。一般的には、躁うつ病という名称がわかりやすいため、現在でも使用される頻度は高い。

躁状態の症状としては、気分が爽快《そうかい》で楽しく、上機嫌で活動的になり、ほとんど寝なくても平気で動けるような状態となる。このような爽快な気分、活動性の亢進《こうしん》に加えて、早口で多弁となり、考えや計画が次々とわいてくることもある。これを「観念奔逸《ほんいつ》」という。

躁うつ病（双極性障害、双極性感情障害）
　双極Ⅰ型障害、双極Ⅱ型障害
うつ病（大うつ病性障害）
その他の気分障害
　気分循環性障害（気分循環症）、
　気分変調性障害（気分変調症）

表10　気分障害の分類

躁状態では、思考は上滑りとなり、話していても話題が次々と変わるため、前後の文脈が追えなくなることが多い。また、自分が非常に価値の高い人間であると確信する「誇大妄想」がみられることもある。

この場合、さらに、行動面での問題が出現することがある。あと先を考えず高額な買い物をして消費者金融に多額の借金を作ったり、気が大きくなって、ばかげた商売や株式へ投資をしたりする。突然、高額マンションを契約することなどもある。また多量に飲酒することを繰り返したり、性的な逸脱行動に及んだりすることもみられる。

躁状態が継続してみられる疾患が「躁病」であ

る。DSM－Ⅳの基準においては、前記の状態が一週間以上持続するものを「躁病エピソード」と定義している。通常躁状態は、十分な治療をしない場合、一～二か月程度の期間持続してみられることが多い。また一般に、躁病のみが単独でみられることはまれである。

躁うつ病においては、躁状態とうつ状態の病相が繰り返して出現する。両方の病相が交互に出現することもあれば、うつ状態、あるいは躁状態のみが連続してみられることもある。また病相は、治癒した時期がみられずに連続して出現することもみられる一方、安定している寛解期がしばらく持続してから、再び病期がみられることもあり、経過は個人によって多様である。

うつ病と比べると、躁うつ病の出現頻度は低い。うつ病のおよそ十分の一程度である。躁うつ病では発症年齢が早く、十代の発症もまれではない。また、家族に精神疾患のみられる例が多い。

成績優秀な知的青年

佐々木聡さんは東京生まれの二十六歳、知的な青年であったが、大学生だった十八歳のころに、躁うつ病を発症していた。佐々木さんの家族には精神疾患が多く、父親と姉が躁うつ病のため治療中である。その一方、親族には医師や大学の教員など知的に優秀な人が多かった。

佐々木さんは、両親に大切に育てられたという記憶がある。幼稚園から私立の学校に入学し、その後高校までエスカレーター式に進級した。この間に二年間、父親の海外赴任に伴いロンドンで生活したので、英語は得意科目だった。

学校の成績は、優秀だった。友達も多く、楽しい学校生活だった。ただ中学三年のとき、特にきっかけなく自分が孤独であることを意識してしまうようになり、物悲しくうまく言葉が出ない時期が一か月あまり持続した。今から振り返れば、これが最初のうつ状態の病相であったと考えられる。

大学は、第一志望であった国立大学の英語学科は不合格だった。佐々木さんは浪人はしたくなかったので、滑り止めとして受験した私立大学の教育学部に入学した。滑り止めとはいっても、かなりの難関校であった。しかし志望学科ではなかったため、入学後しばらくして、進路を誤ったかもしれないと思い憂うつな気分が強くなった。ところが逆に六月ごろからは、精神状態が高揚して不安定になりやすくなり、英会話教室で朝から晩まで続けて授業を受けたり、家で意味もなく泣き喚《わめ》いたりすることがみられるようになった。このような情動の不安定さを伴った躁《そう》状態が次第に増悪したため、佐々木さんは両親のすすめに従って精神科を受診し、入院治療を受けている。

入院中の服薬により、佐々木さんの精神状態は速やかに安定した。退院してからも外来通院しながら、大学生活を送ることができるようになった。大学の勉強をこなすことは、さほど難しいことではなかった。ところが、大学二年生の夏休みのことである。海外旅行に出かけたとき、躁状態が再発した。多弁、多動となり、多額の買い物を繰り返し飲酒の量が極端に増えたため、旅行先で精神科を受診し、しばらく帰国を延ばすこととなった。帰国してからも安定しない状態がしばらく続き、佐々木さんは精神科に再入院となった。

入院により躁状態は改善がみられ、その後、佐々木さんは無事大学を卒業することができた。卒業後は、大手の新聞社に就職した。ところが就職による環境の変化により、躁状態が再発した。仕事そのものは興味を持てるもので、毎日深夜まで残業を繰り返していた。このオーバーワークが、よくなかったのかもしれない。

佐々木さんは、上機嫌ではあるが、職場の上司に哲学的な議論をふっかけるなどいらいらしやすく怒りっぽくなった。次第に言動にも脱線が多くなり業務に支障が生じたため、一年あまりで不本意ながら退職となっている。

その後佐々木さんは精神科に通院しながら、自宅で静養していたが、数か月ごとに、短期の躁状態とうつ状態を繰り返した。

再入院と希死念慮

私が佐々木さんと初めて会ったのは、このようにして自宅療養をしている時期で、外来受診時には躁状態だった。初対面であるにもかかわらず、挨拶《あいさつ》をすることもなく、診察室で着席する前に、佐々木さんは勝手に話し始めていた。自分の経過やこれまでのエピソードを、彼は脈絡もなく話し続けた。

今こういうクスリを飲んでいるのだけれども、自分の病状には適当だと思うかなど と、いきなり具体的なことを述べ、意見を求めてきた。話題は次々と移り変わり、制止しようとしても、一時的に会話がやむのみで、またすぐに話し始める。

気分は上機嫌であったが、話を止めようとすると、目に見えて不機嫌となった。ところが少し機嫌を取るようなことを言うと、またすぐに快活な笑顔を見せて、息せききって話し始めるのである。

外来での治療は、気分安定薬に加えて抗精神病薬も併用したが、躁状態はなかなか治まらなかった。自宅においては、だれかれ構わず電話をしたり、地域の夏祭りで興奮し大声をあげたりと、逸脱行動が目立つようになったため、薬物を増量したが、今度は一転して急速にうつ状態が出現した。

彼は、希死念慮《きしねんりょ》（自殺をしたいという気持ち）が強くなり、生きていることに何の意味もないように感じた。佐々木さんは、「自殺すれば今の状態から抜けだせる」と思い、手元にあった薬物をまとめ飲みをした。このため昏睡《こんすい》状態で救急部を受診となった。一時血圧が低下し、危険な状態もみられたが、胃洗浄、点滴などの処置を受けて回復し、その後精神科に入院している。

ふらつきの強い佐々木さんは、車椅子を使って救急部より転棟してきた。まだ薬物の影響があるのか、意識ははっきりしていたが、どこか活気のない様子であった。質問をしても、ぽつりぽつりと言葉少なに話すだけだった。

入院してからの佐々木さんは、一見すると落ち着いているようにみえた。眠れないという訴えはみられたが、薬物の調整で睡眠は改善した。表情はあまり冴《さ》えなかったが、「もう死にたいとはまったく思っていません」と述べ、実際、看護スタッフや他の患者と談笑することもみられている。

ところがこれがまったくの見込み違いであったことが、後になってわかる。入院して一か月あまりたった時期、外泊した佐々木さんは、自宅マンションの五階から飛び降り自殺を試みたのである。

飛び降りは、自殺の方法としてかなり確実な方法である。四階以上からの飛び降りでは、全身の打撲や内臓損傷によって救命することは難しいし、もし命が助かったとしても、脊髄《せきずい》損傷などの重い後遺症が残ることが多い。一度、十一階から飛び降りをして助かったケースを担当したことがあるが、これは運良く樹木の枝に身体が引っかかり、地面を直撃しなかったものである。

佐々木さんの場合は、通常なら救命できないケースであった。ところが、外出から帰ってきた母親が、偶然にも飛び降りをした佐々木さんの身体を、マンションのホールで受け止めるような恰好《かっこう》となった。佐々木さんは腰椎《ようつい》と右足を骨折したが、一命は取りとめた。母親も打撲だけですんだ。

佐々木さんは、整形外科の病棟に入院となった。骨折した右踵部《かかとぶ》の状態が悪く感染がひどい状態であったため、右下肢膝下《しっか》にて切断となった。整形外科に入院後は希死念慮はみられなくなり、精神状態は比較的安定していた。右足の手術も、淡々と受け入れた。

手術後しばらくして、自立歩行訓練のためリハビリテーションを開始した。これとともに、次第に気分が高揚するようになった。車椅子で病棟内をあちこち動き回ることがひんぱんになる。多弁でだれかれなく話しかけ、楽しくて仕方がないという様子で、奇声をあげて病棟内を車椅子で疾駆することを繰り返したため、彼は再び精神科に転科となった。

精神科にもどったときは、以前と同様の躁状態だった。挨拶抜きで喋《しゃべ》りかけ、相手構わず自分で勝手にあちこち移動する。機嫌はよいが目つきは鋭く、話をしていると話題がどんどん広がっていった。

病棟内では、看護スタッフに絶え間なく話しかけたり、気に入った女性患者に自分の私物をプレゼントしようとしたりして、活発に動き回っていた。その後は、気分安定薬を増量することで、次第に躁状態は治まっていった。身体的には、義足を装着しての松葉杖《づえ》歩行が可能となるまで回復した。

躁うつ病の治療

躁状態に対しては、薬物療法が治療の基本となる。通常、躁状態に対しては「気分安定薬」と言われる薬剤が用いられるが、躁状態を軽減するとともに気分の波を抑える働きがある。さらに気分安定薬には、うつ状態にも効果がみられるという報告もある。

従来は気分安定薬として炭酸リチウムが主に用いられてきたが、最近では、本来はてんかんの治療に用いられていたバルプロ酸、カルバマゼピン、ラモトリギンなどを、初期に用いる薬物として投与することが多くなってきた。

しかしながら、気分安定薬のみでは、躁状態における高揚した気分を十分にコントロールできず、問題行動が多発するケースもみられる。このような興奮が激しい状態では、「抗精神病薬」と呼ばれる鎮静作用の強い薬物を併用することが必要となる。

抗精神病薬は、本来は統合失調症に対して投与する薬物である。その効果は、鎮静作用と抗幻覚・妄想作用である。最近では「非定型抗精神病薬」と総称される比較的副作用の少ない薬物が開発されており、気分安定薬と併用されることが多い。

一方でかつては、躁うつ病のうつ状態に対してはうつ病における場合と同様に、抗うつ薬を投与することが一般的であった。しかしながら、躁うつ病に対して抗うつ薬を投与することについては、否定的な見解が強くなっている。というのは、躁うつ病患者においては抗うつ薬の投与によって、逆に躁状態を誘発することがあるからである。これを「躁転」という。前述した佐々木さんにおいても、この躁転がみられている。躁転《そう》が起きる場合は、数日のうちにうつ状態が躁状態に一気に変化する。

これとは逆に、躁状態における薬物療法によって、躁状態がうつ状態に変化することもあるが、躁転と比較した場合、リスクは小さい。しかしこのような「うつ転」においては、自殺のリスクが高いことに注意を払う必要がある。

躁うつ病の一部においては、頻回に躁状態、うつ状態が繰り返すケースがある。これを急速交代型（ラピッドサイクラー）と呼んでいる。このタイプでは、薬物の調整が難しく、薬物の変更によって「躁転」あるいは「うつ転」が容易に生じやすい。佐々木さんの経過は、急速交代型に近い性質を持っている。

躁うつ病の分類

躁うつ病を、二つのサブタイプに分類することがある。「躁状態」と「うつ状態」

がみられるものを「双極I型障害」、軽度の躁状態である「軽躁状態」と「うつ状態」のみられるものを「双極II型障害」と呼んでいる。

この軽度の躁状態は、臨床的に診断することが難しい場合が多い。このため双極II型障害の患者は、しばしば「境界例」あるいは「境界性パーソナリティ障害」などと誤診されることがある。

また一般に、「躁状態」においては、気分の高揚感、爽快《そうかい》な気分が病像の中心にみられる。ところが、一部の例では、ささいなことで怒りっぽくなり、攻撃性が高まることがある。これが、「刺激性躁病」である。

刺激性躁病のケースでは、焦燥感、不安感が強く、周囲の人と摩擦を起こしやすい。さらに空想的、妄想的になることもみられる。刺激性躁病は「うつ状態」と「躁状態」の移行期に出現することが多い。この移行期には、躁とうつが混在した時期がみられることがある。これを「混合状態」と呼んでいる。

次に述べるのは、双極II型障害の女性例である。当初不安発作の症状で発症したが、その後は、うつ状態と躁状態を繰り返したケースである。自傷行為、自殺企図などがみられたため、一時は、パーソナリティ障害と診断されていた。

福田芳子さんが初めて精神科外来を受診したのは十九歳のときだった。理由もなく、不安で不安で仕方がないと彼女は訴えた。一年あまり前から福田さんには、強い不安感、恐怖感を伴う「発作」が出現していた。発作には過呼吸、手足のしびれ、動悸《どうき》などが伴い、三十分くらいの間持続した。

この不安発作（パニック発作）は、人ごみやすぐに逃れられないような場所でよく起こった。そのため、また発作が起こるのではないかといつも不安な気持ちになっていた。

福田さんは大学の一年生だったが、こういう状態だったため、ほとんど通学はしていなかった。不安発作が始まったころから、彼女はひんぱんに自傷行為を行った。不安が強い状態でも、刃物で腕や腹部を傷つけると、一瞬安らかな気持ちになった。

精神科では、抗不安薬を処方された。クスリを服用すると、少しだけ落ち着いた。それでも、急に気が狂いそうな気持ちになることがあった。たまらなく死にたくなったが、本当に死ぬのだと思うと、怖くてどうしようもない気持ちになった。

ところが二か月ほど通院を続けると、福田さんの状態は大きく変化した。調子が高くなり、多弁でいらいらが強く、周囲に対して攻撃的となった。福田さんは、パンクロッカーのような派手な服装と装身具を身につけて、外来に来るようになった。

その時期、家族とけんかをした福田さんは、家を出て一人暮らしを始めた。些細《ささい》なことで母と口論になり、逆上して殺してやるとナイフを突きつけたこともあった。大学にはまったく出席していなかった。金遣いが荒くなり、水商売のアルバイトを始めたが、いらいらして長続きはしなかった。

その二か月あまり後、再び福田さんは突然憂うつな気分が強くなった。彼女は自室で手持ちのクスリを飲みほしてから、あらかじめ用意してあった練炭《れんたん》を使って自殺を図った。幸いにもたまたま訪室した友人の通報によって救急病院に入院し、高濃度酸素療法などによって一命を取り留めることはできた。この福田さんのような例は、パーソナリティ障害、境界例などと診断される場合が多いが、根底に気分の変調があり、これをコントロールすることで安定した社会生活が送れるようになることが多い。

うつ病の多様性

うつ病の主な症状は、憂うつな気分と意欲の障害である。精神医学の用語では、前者を「抑うつ気分」、後者を「抑制」あるいは「精神運動制止」などと呼ぶ。このことの「抑うつ気分」と「抑制」の両者がみられる場合もあれば、どちらか一方だけのこともある。

うつ病の第三の症状として、身体的な症状があげられる。全身の疲労感、睡眠障害、食欲不振などの症状は、かなり頻度の高いものである。前述した精神症状があまり明確にならず、身体的な症状のみが全面に見られるケースも存在している。表11にうつ

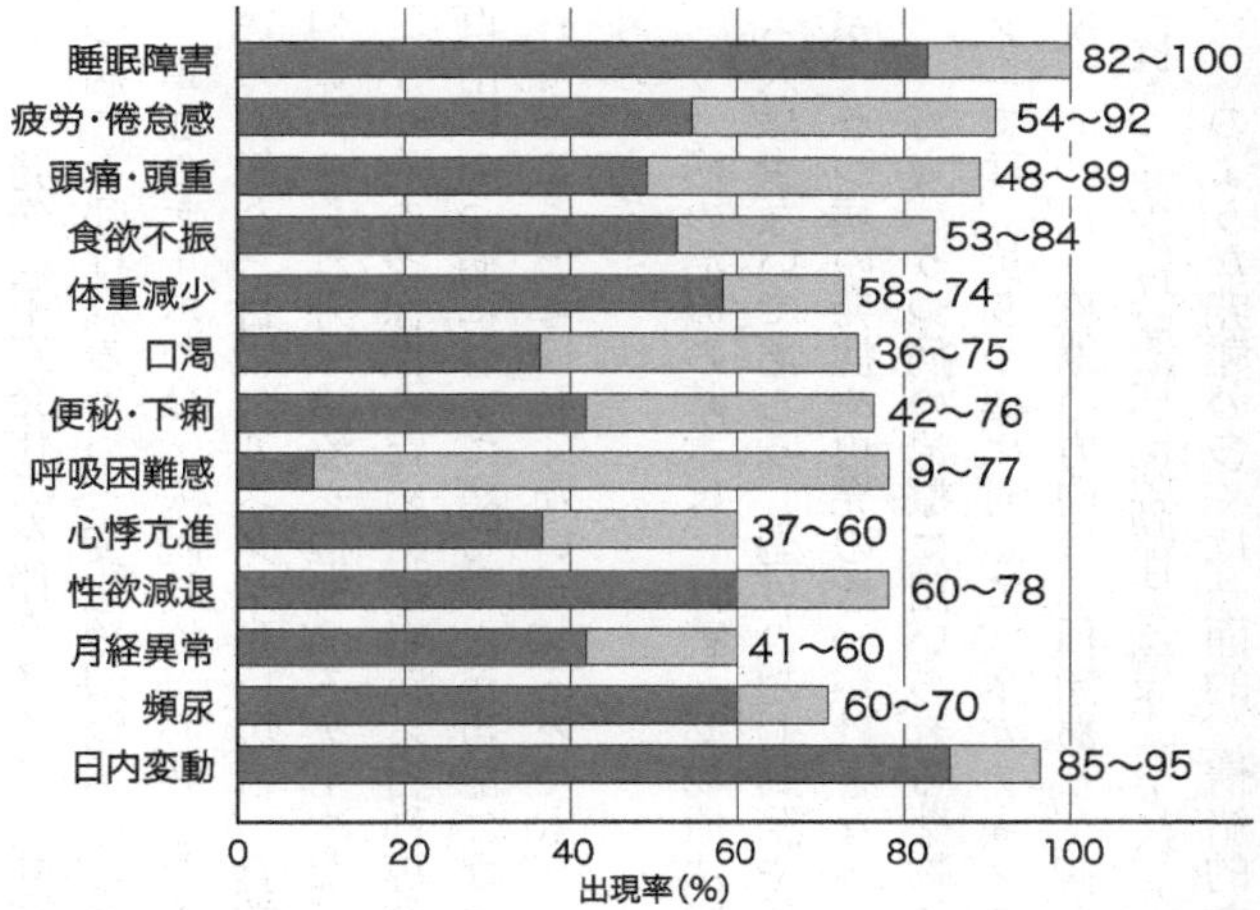

佐野信也／SSRIとうつ病　ライフサイエンス／45,1999

表11　うつ病に伴う身体症状

病でみられる身体症状の頻度について示した。

　うつ病を理解する上で重要な点は、病気として多様な側面を持つことであろう。症状の重症度については、日常生活にはほとんど影響のない軽症なものから、長期の入院を必要とするものまでみられる。軽症例では、治療をしないで自然に軽快するケースも多い。

　うつ病の症状もさまざまである。前述した「抑うつ気分」と「抑制」が中心であることは確かであるが、この他にさまざまなタイプがある。例をあげると、不安が強くパニック発作（不安発作）を伴うタイプ、高齢者に多い焦燥感、衝動性が強い「激越うつ病」と呼ばれるもの、妄想や幻覚がみられる「精神病性うつ病」などがある。

重症のケースでは、入院治療が必要となるが、入院の理由も一様ではない。自殺未遂の直後など自殺のリスクが高い場合、食欲不振で栄養状態が悪化したもの、妄想や幻覚がみられ外来治療を拒否するケースなどがある。

うつ病の多様性のため、学者から自称専門家、患者本人に至るまで、多くの著者が自由にうつ病について語ることが可能になっている。事実とは正反対のことが述べられていることも珍しくないが、それでも、一面の真実を含んでいるようにみえてしまうのである。

うつ病の治療の基本は、休養と薬物療法である。休養の重要性について、異論のある人は少ないであろう。過度の超過勤務や無理なノルマなど仕事上のオーバーワークが、うつ病の発症や再発のきっかけとなっていることはしばしばみられる。

一方で、うつ病の治療に用いられる薬物については、異論が多い。一時ジャーナリズムでは、抗うつ薬に対して、ネガティブキャンペーンが行われているかのような状況であった。攻撃の方向は二種類あり、「抗うつ薬が自殺を誘発する」というものと、「抗うつ薬が攻撃性、衝動性を増す」というものであった。

このような非難の多くは一面的、情緒的なもので、取るに足らない非科学的な訴えに過ぎなかったが、その根底にあるものは、行政や製薬業界に対する不信感であったと思われる。実際のところ、これまで製薬業界には多くの行政官僚が再就職をしており、その見返りが新薬の審査などにおいて手心を加えることであったのは明らかである。

例をあげると、日本においては、世界的にみるとほとんど認可されていなかった「脳代謝賦活薬」という一群の薬が、多数認可されていた時期があった（その後批判が強まり再審査が行われ、多くの薬物が販売取り消しとなった）。これは行政が製薬業界の意向に暗黙の内に従い、安易に承認した結果だった。一方で天下りを受け入れない会社の薬物については、なかなか認可が下りないという操作も行われている。

現在、過去の時代のような露骨な天下りはできなくなったが、製薬業界に金を出させるシステムは健在である。例えば、MR（製薬会社の営業職／医薬情報担当者）の認定試験という制度がある。これは医者に医薬品の情報を提供するMRが、一定の医学的知識を持つことを義務づけた制度であり、理念としてはもっともなものである。

しかし、問題なのは、この年一回の認定試験のために、わざわざ財団法人を作っている点だ。財団の資金源は製薬会社からの寄付と、試験の受験料である。行政機関が中心となって作った財団に、製薬企業が金を出さないわけにはいかないし、社員に受験を義務づけることとなる。財団の理事には有名大学の教授クラスの名前が連なっているがすべて非常勤で、年に一～二回の会議に出席する役割しかない。財団を取り仕切っているのは常勤の事務官僚であり、要するに官僚の天下りのための財団なのである。このような無用の財団が薬物のコストを高いものとしている上に、製薬業界に対する不信を強いものとしている。

うつ病と薬物療法

前述したように、うつ病の治療は休養と薬物療法が基本である。ただし、薬物の効果は絶対的なものではないことに注意が必要である。現在使用可能な抗うつ薬は、うつ病の特効薬とまでは言えない。抗うつ薬の有効率は、単剤では、五〇～七五パーセント程度のことが多く、無効例もみられる。有効率がさらに低いという報告もあるが、その場合、投与した症例にうつ病でないものが多数含まれていた可能性が大きい。

抗うつ薬の欠点としては、効果がみられるまで二週間程度の時間がかかることと、副作用の問題があげられる。副作用の内容については別に述べるが、クスリの使用については、副作用がたとえ出現したとしても、服用を行うメリットがあるかどうかという判断が重要となる。副作用が強くても、服薬の継続が必要なこともある。

この点は、他の薬物と同様である。抗がん剤を例にあげてみよう。抗がん剤には、吐き気、脱毛など多くの副作用がある。全身衰弱をもたらすこともある。このような副作用があっても投与するメリットがあるかどうかというのは、病状の評価に基づく医学的な判断である。最終的には医者の説明によって患者本人が納得、同意する必要がある。

したがって薬物療法については、本来は、情緒的な反応が入り込む余地はない。しかし一般的に、クスリそのものがよくないというロジックもしばしば述べられている。一般の薬物をわざわざ「西洋薬」とおとしめて表現する人もいる。

精神科医は、うつ病の治療には抗うつ薬を十分量服用し、症状が改善してからもクスリを長期間飲み続ける必要があると主張することが多い。しかし一部の論者は、抗うつ薬を含めた薬物療法について、厳しく批判している。多くのジャーナリズムも、非薬物療法に肩入れしているコメントを掲載することが多い。

しかし、繰り返しになるが、この点は純粋に医学的な判断の問題である。服薬を必要としない軽症のうつ病の患者が存在するのは事実である。そういう患者にクスリをすすめる必要はない。あるいは、睡眠薬だけ服用し十分に睡眠をとることで改善可能なうつ病の人もかなりの数存在している。

一方で、希死念慮が強かったり、焦燥感が激しかったりするため、日常生活も満足に送れない状態のこともある。彼らに対しては、たとえ本人が治療に消極的、拒否的であったとしても、薬物療法を積極的にすすめる必要がある。

最近では、薬物療法に批判的で、認知療法などの非薬物療法を推奨する人も少なくない。こういう主張の背景には、前述した行政と製薬業界への不信感が根底にあるのかもしれない。非薬物療法をすべて否定するつもりはないが、効果がある患者は限定的であり、一般の精神科における診療では薬物を使用することが標準的な治療法である上に、もっとも素早く効果を得ることができるものである。

ここで問題となるのは、うつ病の診断の問題である。周知のように、この十年あまり精神科を受診する患者数が急増した。クリニックなどでは、心療内科、メンタルケアセンターなどと標榜《ひょうぼう》している場合もあるが、実際に診療しているのは大部分精神科医であり、実質的には精神科と同一である。

憂うつさを訴える患者の診断は、さまざまである。はっきりうつ病と診断できる例もあるが、仕事や家庭の問題がきっかけで一時的に「うつ状態」となっているケースも多い。そのような「うつ状態」の一部はうつ病に進展していくが、一過性に終わる例もみられる。その区別に決定的な決め手はなく、慎重に経過をみることが重要となる。

典型的なうつ病の人に対する抗うつ薬の有効性は確認されている。これに対して環境的な影響の大きい「うつ状態」の人には、薬物の効果は不明瞭《ふめいりよう》である。むしろ環境の調整が重要なことが多く、この点においては、非薬物療法論者の意見は当たっていると言えるかもしれない。

五十二歳の主婦

前島洋子さんは徳島県生まれで、四人きょうだいの末っ子だった。両親の離婚後、洋子さんは母の実家で暮らしていた。

子供のころは内気で、友達も少なかった。それが中学になると性格が変わったかのように明るくなり、友達も急に多くなった。高校卒業後は、家にいるのが面白くなくなったので、大阪市内の食品会社に事務職として就職した。

その会社で配送のアルバイトをしていた現在の夫と知り合い、交際を始めた。その後前島さんは二年あまり同じ仕事を続けていたが、郷里の兄から実家に戻ってくるように強く言われたため、仕事をやめて帰郷した。そして、兄のすすめで見合いをした。だが、結局現在の夫との交際を続けることを決め、その後しばらくの間は、お互いに大阪と徳島を行き来する生活が続いた。

二十二歳で前島さんは結婚し、神奈川県で生活を始めた。結婚後は、運送会社の経理としてしばらく働いていたが、出産を契機に退職している。子供が小学校高学年に入ったころより、パートとして働き始めた。

四十五歳のとき、はじめはパートとして入った服飾店で店長を任された。仕事が面白く、休日返上で働いた。その結果、売上もトップとなって、月収もサラリーマンの夫を追い越すほどになった。ところが、店員とのトラブルが持ち上がった。店のボーナスの配分をめぐってもめた上に、売上金をレジに入れず着服していた店員を解雇したところ、その夫が店に怒鳴り込んできたことがあった。その夫は、自宅にまで執拗《しつよう》に中傷の電話をかけてきたため、前島さんは対応に疲れきって退職してしまった。

仕事をやめて一か月あまりは、肩の荷を下ろした気がして「ほっとした」ものの、前島さんは徐々に孤独感を感じるようになった。気分も沈んで、夜もよく眠れなくなり、何もする気が起きない状態になった。

この同じ頃、無言電話がよくかかってきた。また、たまたま夫が当時勤めていた事務所に電話したところ、夫は不在だったが電話に応対した女性事務員から、夫と別の取引先の女性が親しいとほのめかされた。

前島さんが以前に会社で撮影した夫の写真を見てみると、確かに夫とその女性が親しげに写真に収まっていた。「これはそうに違いない」と前島さんは確信した。それからは、前島さんは連日のように夜帰宅した夫を問い詰めるようになった。

前島さんは、夜も寝かせず詰問し、夫が否定してもまったく納得しなかった。手帳・財布などの夫の持ちものを隅々まで調べた。日中も他のことをする気が起きず、不安な気持ちが抑えられなかった。夫の出先に確認の電話を何度もした。さらに、夫の相手だという女性に何度か電話をしたこともあった。睡眠障害はますますひどくなり、毎晩ほとんど眠れなかった。憂うつな気分も強く、死んでしまいたいと思うようになった。

夫だけでなく他人に対しても猜疑《さいぎ》的になり、だれにも会いたくなくなった。急にいらいらが強くなることもあり、家にあるものを投げつけることもみられた。このため前島さんは精神科を受診することになった。

受診後薬物の服用によって幾分気分は和らぎ、猜疑心も抑えられるようになったが、些細《ささい》なきっかけで以前と同様の状態に逆戻りしてしまう。そうなると再び、夫の持ちものを調べたり、激しく口論したりすることを繰り返した。

一番悪いのは彼女

精神科への通院を始めて二か月後のこと、前島さんをたしなめた次男と口論となった。家の外に飛び出た前島さんは、怒りで興奮状態となった。彼女は台所の窓を叩《たた》き破り、息子の部屋のドアをなたで壊した。さらに夫と言い合いをしたときに、夫を鋏《はさみ》で突き刺した。

このため前島さんは、翌日精神科に入院となった。医療スタッフの前では、前島さんは物静かな様子で、夫を刃物で傷つける行動をとるようには、とても思えなかった。担当の医師には丁寧に挨拶《あいさつ》をし、服装や化粧も目立つところはなく、年齢相応のものだった。沈み込んだ様子で、姿勢はうつむきがちのまま小声でボソボソと話し、声は抑揚に乏しかった。夫とのトラブルに話が及ぶと、泣き出してしまい言葉が出なくなった。

入院後の彼女は病棟内で興奮状態になることはなかったが、感情的には不安定な状態が続き、不安感や焦燥感が強くみられた。些細な言葉がきっかけで涙ぐんで話ができなくなったかと思うと、急に落ち着かなくなり、病棟の廊下をうろうろと歩き回った。そうかと思うと、一方的に夫の不実について一人で話し続けることもあった。

薬物療法は、抗うつ薬と抗精神病薬を併用したが、なかなかスタッフの話に耳を傾ける精神的なゆとりが持てるようにはならなかった。焦燥感が強く、不安なことがあるとすぐ「退院したい。帰りたい」と涙ぐんだ。

前島さんは、「今までもこうして喧嘩《けんか》しながらやってきた夫婦なのだから、お互いに離れているのは良くない。早く退院したい」という。「今の状態で退院しても、また先日のようなトラブルになる可能性が大きい」と言っても、「そんなことはありません、あれぐらいしなければ夫もわからないんです。殺す気持ちなどは、最初からありません」と反省の気配はみられなかった。

本人の希望で、夫に来院してもらい、担当医も含めて三人で面談を行った。夫は冷静であったが、前島さんは執拗に夫の女性問題をむし返そうとするため、話は平行線となり、夫婦喧嘩となってしまった。

前島さんに対して主治医は「二人が今後どうしていくかについて話し合いのテーブルにつく際、落ち着いてその場に臨めるように治療したい」と説明し、抗精神病薬を増量した。それでもなかなか前島さんは安定した状態にならず、病棟回診時も主治医の手を握って泣き出し、「ホントは全部話さなくちゃいけないのにごめんなさい」「うまくお話しできないのです。許して欲しい」などと言うこともみられた。

衝動性もなかなか治まらなかった。同室の患者が、見舞いに来た前島さんの夫について「いいご主人じゃない。一体どうして入院してんの。浮気でしょう？」と述べたことで口論となったこともあった。この時は逆上してコントロールができなくなり、相手の腕を摑《つか》み椅子から引きずり下ろして、頬を殴るまでのことをした。

しかし本人は自分の非を認めようとはせず、「張り手の真似をしただけ。当たってない」と主張する。数日して話を聞いたときには、「手を出した私も悪いですけど、一番悪いのは彼女の方なんです。彼女が、主人が浮気したっていうのを皆に言い触らしたんです」と被害妄想と思われる内容を訴えるのだった。

さらに翌日には、病棟の壁に張ってあった他の患者の絵を剝《は》がして、主治医の元へ持ってきた。前島さんは、その絵の二輪の花を指して、「この下の方の花が私で、上で咲き誇っているのが夫のあの女」という。もう一枚にはかぼちゃの静物画が描かれていたが、「大きなかぼちゃが相手の女で、小さなのが私。真ん中にある葱《ねぎ》が夫」と真顔で説明する。

この現象は妄想知覚（知覚されたものを、独自に妄想的に解釈すること）であると判断し、さらに抗精神病薬を追加投与した。それ以降は比較的落ち着いた状態となり、スタッフや他の患者に対する攻撃性は見られなくなった。やがて彼女は外泊を繰り返して、約三か月で退院となっている。

うつ病とうつ状態

うつ病という名称は、伝統的な診断（従来診断）による病名である。「うつ病」に相当する疾患は、「大うつ病性障害」（DSM-Ⅳ）であったが、DSM-5においてはうつ病も使用可能となった。ICD-10においては、「うつ病エピソード」に相当している。実際の臨床において、こうした病名を診断名として用いることは少ない。

現在の診断基準では採用されていないが、従来うつ病は、「内因性うつ病」と「反応性うつ病」に二分されていた。内因性うつ病とは、明らかな心因や環境的な原因を伴わず、症状として「気分の日内変動」（朝から午前中に憂うつ感が強く、夕方になる

A. 現在のエピソードの最も重度の期間に、以下のうち1つが存在する。
(1) すべての、またはほとんどすべての活動における喜びの喪失。
(2) 普段快適である刺激に対する反応の消失（何かよいことが起こった場合にも、一時的にさえ、ずっとよい気分とならない）。

B. 以下のうち3つ（またはそれ以上）：
(1) はっきり他と区別できる性質の抑うつ気分があり、深い落胆、絶望、および/または陰鬱さ、またはいわゆる空虚感によって特徴づけられる。
(2) 抑うつは決まって朝に悪化する。
(3) 早期覚醒（すなわち、通常の起床時間より少なくとも2時間早い）。
(4) 著しい精神運動焦燥または制止。
(5) 有意の食欲不振または体重減少。
(6) 過度または不適切な罪責感。

表12　メランコリアの診断基準

と回復する）、「睡眠における中途覚醒《かくせい》、早朝覚醒」、「思考や行動の抑制」が特徴的である。

これに対して反応性うつ病は、個人的な状況や環境的な要因を原因として発症するものである。職場のストレスや家族間のトラブルが、発症要因としてよくみられる。特に最近では、経済状況の悪化により、職場でのオーバーワークや過度のノルマなどがうつ病発症の誘因となることが多くなってきている。

内因性うつ病と反応性うつ病は、臨床症状からは明確に区別することが難しい。DSM－5の診断基準においては、内因性うつ病の特徴を示す一群を「メランコリアの特徴を伴う」とし、その基準を表12のように示している。一般に抗うつ薬は、内因性うつ病に対して有効性が高い。

うつ病に対して、「うつ状態」という用語がある。うつ状態においては、気分が沈み、意欲がなくなり、身体的に多くの不調さが出現する。うつ状態は一過性のこともあるが、数週間以上にわたって持続する場合もみられ、それは「うつ病」に進展する。うつ状態が持続するとき、本格的な「うつ病」とみなすべきなのか、他の疾患によるものか判断することが必要となる。

うつ状態を示す疾患として重要なものは、第一に「気分変調症」である。これは従来、「抑うつ神経症」あるいは「神経症性うつ病」と呼ばれた疾患に相当している。気分変調症では、「うつ病」と診断されるには至らない軽症のうつ状態が慢性的に長期間持続するものである。生物学的にうつ病と共通点が多い。

また「適応障害」においても、しばしばうつ状態がみられる。適応障害とは、何らかのストレスをきっかけとして不安感や憂うつさの強い状態となり、日常生活に支障がみられる状態を言う。これは、従来は「心因反応」と呼ばれていたものである。適応障害の症状が長期に持続する場合、気分変調症あるいはうつ病とみなすべきである。

自分は癌に違いない

この章で紹介した前島さんの例は、被害妄想を伴ううつ病であった。うつ病で何らかの妄想を伴う例は、約二五パーセント程度みられるとされている。一般には、被害妄想よりも、うつ病の三大妄想と呼ばれる「罪業妄想（自分が罪深い存在であると確信する妄想）」「貧困妄想（経済的な心配はないのに、非常に貧乏になってしまったと思いこむ妄想）」「心気妄想（自分が重大な疾患に罹患《りかん》していると訴える妄想）」の頻度が高い。

次に示すのは、妄想を伴ううつ病のケースである。

会社の経営者である広瀬和夫さんは、精神科に受診したとき、「夕方になると呼吸が苦しくなる。自分は癌《がん》に違いない。家に金がない、もう何もかもダメだ」と言って、ほとんど食事もせずに自室で寝込んでいた。

広瀬さんは、東京の下町生まれである。家業は、三代続いた家具の卸問屋だった。彼は元来、社交的で多趣味だった。大学の経済学部を卒業後は、実家の会社に就職している。

仕事はうまくいっていたが、広瀬さんが四十九歳の頃より、ディスカウントショップの攻勢のため売上が減少し、会社の資金繰りが苦しくなった。それに伴い、不眠とうつ状態がみられたが、短期間で回復した。

六十四歳で事務所を兼ねた自宅を新築することになった。その工費が思った以上に高く、二億円近いローンが払えるのかと思い悩むようになった。気分の落ち込みが強くなり、不眠と食欲の低下も生じた。

間もなくみられたのが、強い呼吸困難の症状である。広瀬さんは救急病院を受診したが、身体的な異常はみつからず、「過換気症候群」と診断され、抗不安薬の投与が始められた。それからは近くの心療内科で、抗不安薬、抗うつ薬を処方されたが、症状は改善しなかった。広瀬さんは、呼吸が苦しいのは、「肺癌に違いない」と主張し、さらに「金がない。もううちはダメだ」と妄想的な訴えを繰り返した。これが心気妄想と貧困妄想の症状である。やがて食事もとれなくなり、一日中寝たきりの状態となった。

このため広瀬さんは、精神科に入院となっている。入院したとき、広瀬さんは、しきりに胸の苦しさを訴えた。落ち着かない様子で、「自分は癌にかかっている。もうこのまま治らない」「税金と家のローンが払えないからもう終わりだ」という心気妄想と貧困妄想を繰り返して訴えた。

ただちに抗うつ薬を増量して投与したところ、こうした症状に効果がみられた。入院して十日後には、憂うつな気分は軽度になり、あれほど確信していた「癌」について「何でそんな風に思ったんでしょうね、今は気になりません」というように変化した。

その後、広瀬さんには、血圧や頻脈、手足のしびれなどにこだわる心気的な訴えがしばらく持続した。また他の患者に対して被害妄想的となり、「さっきあいつは、部屋に入って来たときに、黙って凄《すご》い目でにらんでいった。あれは今夜待ってろよという意味だ」「部屋の前を通る時に咳《せき》をして行くんですよ。あれは、覚えてるぞということですよ」などと訴えることもみられたが、抗うつ薬に加えて抗精神病薬の投与によってこれらの症状は改善し、二か月あまりで退院となっている。

第七章　発達障害

発達障害とは何か

ひと昔以前の精神医学の教科書をひもとくと、「発達障害」の項目に記載されている疾患の多くは、「精神遅滞」(精神発達遅滞、知的障害)に関連するものである。精神遅滞とは、先天性あるいは出生前後の原因によって、知能の発達が障害され、生涯にわたって知的レベルが低い状態にとどまるものをいう。かつて精神遅滞は「精神薄弱」という診断名で呼ばれていたが、この病名は差別的であるという理由で最近では用いられていない。

一般に、精神遅滞は知能指数(IQ)が70以下のものと定義されている。精神遅滞の重症度としては、IQの値によって、知能の障害が軽い「軽度」から、「中等度」、「重度」、全面的な介護を必要とする「最重度」までの四段階に分類されている。

IQの値は、国際的に標準となっている知能検査を使用して求める。通常このための検査法として、WAIS(ウェクスラー成人知能検査)、WISC(ウェクスラー小児知能検査)などが用いられている。これらは検査者と被験者が一対一で行うもので、実施に一～二時間程度必要である。

一方、最近話題となっている「発達障害」においては、知能の障害はみられないか、ごくわずかなものしかない。世間的に「流行」している発達障害は、二つに大別される。一方が、「自閉症」の関連疾患であり、アスペルガー障害（アスペルガー症候群）を含むものである。自閉症、アスペルガー障害とその関連疾患を、まとめて「自閉症スペクトラム障害」と呼んでいる。

もう一種の発達障害は、かつては「微細脳機能障害」（ＭＢＤ）と名づけられたものである。最近では「ＡＤＨＤ」（注意欠如多動性障害）と呼ばれている。自閉症スペクトラム障害とＡＤＨＤは症状面の重なりも大きく、正確に診断することは容易でない。

この数年、「発達障害」はマスコミの話題として取り上げられることが多く、「はやり」の病気となった。これはジャーナリズムによる虚像の部分が大きいが、臨床の現場では、自ら進んで「発達障害」と診断してほしいと受診する人は数多い。

特に、精神的な「不調さ」を自覚している人や、対人関係に不得手なため社会生活に適応できないと感じている人たちが、自らが「アスペルガー障害」ではないかと精神科を受診するケースが増加している。

このような受診者たちは、「アスペルガー障害」や「ＡＤＨＤ」などの病名がつけられると、ほっとするようである。自分の人生が他の人と異なったり不調であったりする原因が、ようやくわかりましたと話すこともある。

ところが発達障害という診断が否定された場合には、彼らは決まって強い不満を訴える。自分の状態はこの本に書いてあるように、あるいはインターネットのサイトに述べられているように、アスペルガー障害の症状にぴったりとあてはまっている。それなのに、どうして診断が違うというのか。医者にアスペルガー障害を診断する能力がないのではないかと、しつこくいらだちを口にすることもある。

発達障害においては、幼児期、児童期から何らかの症状や集団への不適応がみられる。思春期以降に急に適応上の問題が起きるということはない。しかし実際は、安定した子供時代を送っている場合にも、自らを発達障害であると主張する人をしばしばみかける。

時には、発達障害であることがファッショナブルなこと、個性的なことのように勘違いしている人もいる。しかし、発達障害は、単なる言葉だけの「流行の病い」ではない。自閉症にしても、ADHDにおいても、脳機能の障害を基盤とした「疾患」である。

自閉症

自閉症は小児精神科医であったカナーによって、一九四三年にはじめて報告された。カナーは知的障害がないにもかかわらず、母親をはじめ周囲の人たちとの対人関係を形成することができない幼児を、「早期幼児自閉症」と名付けた。さらに、この疾患には、同一性を保持しようとする傾向が強いことと、言語発達の遅れがみられることが指摘されている。

同一性の保持とは、奇妙な常同的な動作を繰り返したり、儀式的な行動を反復したりするものである。こうした行動を止めようとすると、激しい怒りや攻撃性を誘発することがある。また特定のものに興味を持ち、驚くほどの記憶力を示すケースもある。初期のカナーの定義においては、自閉症で知能の障害はみられないものとされたが、その後の研究では、むしろ知的障害がみられるケースが多いことが明らかになっている。自閉症の中で、知的障害がみられないか軽度のケースについては、「高機能自閉症」と呼ぶ。

自閉症は生まれながらの疾患であり、通常は三歳までに典型的な症状が明らかとなる。その出現頻度は千人に一〜二人とされ男子に多くみられるが、最近の研究では、さらに高率に出現するという報告もみられる。

症状としての「自閉」は、日常用語として使用される「自閉」とは、かなり実態が異なることに注意が必要である。自閉症患者においては、幼児期より「ひとり遊び」「他人と視線が合わない」「あやしても笑わない」などの特徴が目立ち、これらを「自閉」と呼んでいる。一方で彼らは、人前に出ることを嫌がり自室に閉じこもるというようなことはない。むしろ騒々しく多動で、教室の中などで奇声をあげて駆け回ったりもする。

つまり自閉症では、対人的な緊張や不安によって社会的に引きこもるということは一般的ではない。むしろ彼らの「自閉」は、他人の存在を適切に認識できていないというのが正確かもしれない。

自閉症において、言語に関連するコミュニケーションについては、さまざまな障害がみられる。相手の言葉をオウム返しで言う「反響言語」や、名前を呼ばれても反応しない、他人の手を使って意思を伝えるなどの症状を示すことがある。

また自閉症の特徴として、特定の事柄に対するこだわりが起こりやすい。「外出の道順」「物の位置」「特定の物のみを使用」などにたいする特定の「決まり」がしばしばみられる。これらは、強迫症状あるいは常同行為などと呼ばれている。

言葉が遅い子

次に示す症例は、『DSM-Ⅳケースブック』に掲載されたケースを一部改編したものである。

ジェームズは、工場労働者の家庭に生まれた。周産期の問題はなく、正常の妊娠、分娩により出生している。母親によれば、幼児期にジェームズは要求が少なくおとなしくて扱いやすい子どもだった。

彼のきょうだい二人と比べると、ジェームズは家族を含めて自分以外の人に興味を示さなかった。運動の発達は普通であったが、言葉の発達は遅れていた。母親はジェームズが難聴ではないかと心配し聴力検査を行ったが、聴力は正常だった。

かかりつけの小児科医は、ジェームズは「言葉が遅い子」に過ぎないから、安心するようにと言っていた。しかし両親はジェームズに何かの障害があるのではないかと心配し、彼が三歳のとき別の医師に詳しい診察を求めた。その診察によって、ジェームズは言語と言語関連の認知機能に重度の遅れがみられるが、運動と非言語な認知能力は年齢相応という結果が明らかになった。

三歳になってもジェームズは、食べ物の要求のために二～三の単語をしゃべるだけであった。ジェームズは、身の回りの「変化」に特に耐えられなかった。

彼は日常生活を行う順番にこだわることが多く、それに両親が正確に従うように強く求めた。たとえば、彼は椅子に座る前に、かならずその周囲を三周した。もし彼の「決まり」の順番になんらかの変化が起こると、ジェームズは極端に興奮した。感覚的にも奇妙な鋭敏さを持っており、電気掃除機の音を聞くと不安がり動揺することが多かった。

これらの特徴に基づいて、彼は自閉症と診断された。ジェームズの話は、反響言語が多かった。極端に言葉の意味にこだわったり、独特のイントネーションや奇声がみられたりすることもあった。また見知らぬ人に対して視線を合わせることはめったになく、会話はまったくしなかった。

学童期になっても、ジェームズの常同的な行動は続いていた。体を揺らしたり、頭を叩《たた》いたりすることがひんぱんにみられた。また彼は、「ひも」や「糸くず」を集めることに熱中し、集めたものをいつも手元に持っていた。

ジェームズは早期の治療教育を受けることによって、特定のものへの異常な興味、周囲の変化に対する脆弱《ぜいじゃく》さはある程度改善がみられた。学校の教室で、大きな問題を起こさずに一日数時間は過ごせるようになったが、対人関係の障害については変化がみられていない。

アスペルガー障害

自閉症とアスペルガー障害およびその関連疾患を併せて、「自閉症スペクトラム障害」（ASD）と呼んでいる。前述したように自閉症はカナーによって一九四三年に報告されたが、その翌年ウィーン大学の小児科教授であったアスペルガーは、自閉症の近縁疾患と考えられる小児疾患を報告した。これが「アスペルガー障害（アスペルガー症候群）」である。

自閉症とアスペルガー障害は、ともに「社会性」に障害がみられる。対人的なコミュニケーションの遂行が不得手であることが多い。とくに、表情や身振りなどの非言語的なコミュニケーションを用いることが困難である。

また両者の共通点として、強迫症状と同一性への執着があげられる。自閉症と同様に、アスペルガー障害においては、無機的な、非生命的なものに関心を持つことが多い。これは変化を好まないという彼らの性質の表れでもある。

彼らが興味を持つことが多いのは、数字や図形、機械的なものなどである。辞書やカタログ、駅名などに熱中することもある。好きな事柄については、驚くほどの記憶力を示すこともある。あるアスペルガー障害の男性は、最近十年あまりのＦ１レースの順位と記録をすべて暗記していた。

強迫症状としては、首を振り続けたり、手をひらひらさせたりするような、身体を同じパターンで動かし続けることがみられる。また日常生活の順番にこだわることも多い。彼らは特定のものや行動パターンに対しては強い注意と関心を示すが、その最中に他人が入ってきたり、ペースを乱されたりした場合は混乱して、興奮したり攻撃的になることもある。

両者の相違点としては、自閉症と異なり、アスペルガー障害では、「言語によるコミュニケーション」の障害がごく軽度であるか、ほとんどみられないことがあげられ

(4) 感覚刺激に対する過敏さまたは鈍感さ、または環境の感覚的側面に対する並外れた興味（例：痛みや体温に無関心のように見える、特定の音または触感に逆の反応をする、対象を過度に嗅いだり触れたりする、光または動きを見ることに熱中する）。

C. 症状は発達早期に存在していなければならない（しかし社会的要求が能力の限界を超えるまでは症状は完全に明らかにならないかもしれないし、その後の生活で学んだ対応の仕方によって隠されている場合もある）。

D. その症状は、社会的、職業的、または他の重要な領域における現在の機能に臨床的に意味のある障害を引き起こしている。

E. これらの障害は、知的能力障害（知的発達症）または全般的発達遅延ではうまく説明されない。知的能力障害と自閉スペクトラム症はしばしば同時に起こり、自閉スペクトラム症と知的能力障害の併存の診断を下すためには、社会的コミュニケーションが全般的な発達の水準から期待されるものより下回っていなければならない。

表13 ASDの診断基準

A. 複数の状況で社会的コミュニケーションおよび対人的相互反応における持続的な欠陥があり、現時点または病歴によって、以下により明らかになる（以下の例は一例であり、網羅したものではない）。

（1）相互の対人的一情緒的関係の欠落で、例えば、対人的に異常な近づき方や通常の会話のやりとりのできないことといったものから、興味、情動、または感情を共有することの少なさ、社会的相互反応を開始したり応じたりすることができないことに及ぶ。

（2）対人的相互反応で非言語的コミュニケーション行動を用いることの欠陥、例えば、まとまりのわるい言語的、非言語的コミュニケーションから、視線を合わせることと身振りの異常、または身振りの理解やその使用の欠陥、顔の表情や非言語的コミュニケーションの完全な欠陥に及ぶ。

（3）人間関係を発展させ、維持し、それを理解することの欠陥で、例えば、さまざまな社会的状況に合った行動に調整することの困難さから、想像上の遊びを他者と一緒にしたり友人を作ることの困難さ、または仲間に対する興味の欠如に及ぶ。

B. 行動、興味、または活動の限定された反復的な様式で、現在または病歴によって、以下の少なくとも2つにより明らかになる（以下の例は一例であり、網羅したものではない）。

（1）常同的または反復的な身体の運動、物の使用、または会話（例：おもちゃを一列に並べたり物を叩いたりするなどの単調な常同運動、反響言語、独特な言い回し）。

（2）同一性への固執、習慣への頑ななこだわり、または言語的、非言語的な儀式的行動様式（例：小さな変化に対する極度の苦痛、移行することの困難さ、柔軟性に欠ける思考様式、儀式のようなあいさつの習慣、毎日同じ道順をたどったり、同じ食物を食べたりすることへの要求）。

（3）強度または対象において異常なほど、きわめて限定され執着する興味（例：一般的ではない対象への強い愛着または没頭、過度に限局したまたは固執した興味）。

る。さらに自閉症では知的障害がみられる例が多いが、アスペルガー障害では、知的機能は正常範囲内にあり、かなり高い知的機能を持つケースも多い。

社会性に障害を持つアスペルガー障害の患者は、学校や職場などの集団生活においてさまざまな不適応行動を生じる。教室では教師の指示に従えず、興味のない授業にはまったく参加しなかったりする。

また自分の考えに固執することが多いため、集団から孤立しいじめの標的になりやすい。思春期以降は、突発的に衝動的な暴力行為に至る例もみられる。日常的な会話でも、言葉のニュアンスを十分に理解できないことが多い。

表13に、DSM-5における自閉症スペクトラム障害の診断基準を示した。

診断基準のA項目にあるのは対人関係における障害であり、B項目は常同行為と強迫症状である。この両者が小児期より存在した場合、アスペルガー障害と診断することができる。逆に一見してアスペルガー障害と症状面で類似していたとしても、その発症時期が思春期以降の場合、この疾患とみなすことは誤りである。

ド・ゴール大統領

アスペルガー障害を持った著名人として、フランスの元大統領であるド・ゴールが知られている。彼はフランスの歴史上もっとも著名な人物の一人であり、一九九五年に行われたフランスの世論調査においては、二十世紀における指導的な政治家の第一位に選ばれている。

シャルル・ド・ゴールは一八九〇年、フランスのリールに生まれた。妹によれば、シャルルは気むずかしい子供で、親の言いつけをなかなかきかなかった。また子供のころには、反響言語の特徴がみられた。

彼は喧嘩《けんか》好きで手に負えない性質であったが、膨大な量の書物を読んでいた。学校時代のド・ゴールには、友人はほとんどいなかった。彼は数学の問題を解くことと歴史を好み、また多くの詩を書いている。さらに、年表マニアでもあったことが知られている。彼はしばしば突然感情を爆発させ、独断的でよく周囲の人を狼狽《ろうばい》させたという。

軍人となったド・ゴールは、強い意思を持ち、砲弾が飛び交う困難な状況にあっても、うろたえることなく、周囲からみると非人間的なまでに感情を欠いていた。戦場において、彼は恐怖にも苦痛にも、無関心であった。ド・ゴールは、軍隊における上官に対して、しばしば反抗的な態度を示した。この当時の上官の一人は、ド・ゴールについて次のように述べている。

「自信過剰で、他人の意見をきびしく批判し、亡命した王のような態度を取るため、すばらしい素質を駄目にしていた」

「申し分のない能力をもっていたが、不幸にも超然とした態度とかなりの自己満足のために、それを台無しにした」

ルーズベルトは、ド・ゴールを利己的で粗野で傲慢《ごうまん》で無礼な上にひややかなつまらぬ人物とみなしていた。一方チャーチルは、彼を「怪物」と評している。

否定的な評価もみられたが、ド・ゴールは勇敢な、あるいは向こう見ずな人物であり、政治家として高名になってからも、自分の安全にはかまわず群衆のなかに文字通りに飛び込んで行くこともあった。彼の発言にはしばしば人種的な偏見があり、他人に対して冷淡なことも多かった。

フランソワ・モーリアックはド・ゴールについて、「厳しいというよりはむしろよそよそしい。彼はわれわれの頭越しに、あらぬかたを見ている。彼の厚いよろいの下に人間らしさは脈打っていない」と語った。さらに彼は、ド・ゴールとスターリンはそっくりと述べている。

以上のようにド・ゴールには、小児期より対人的相互関係の障害と特定の事物への執着がみられ、アスペルガー障害の診断基準を満たしていると考えられる。

抑えられない衝動性

前述したように、アスペルガー障害の患者は、対人関係の障害や特定のことがらに対する強いこだわりのため、なかなか一般の社会生活に適応できないことがある。また正確な診断がつけられていないため、適切な対応がとれずに問題を深刻化させてしまうことも珍しくない。

三十二歳の渡部尚人さんは、これまでアルコール依存症と診断され、精神科で治療を受けてきた。

渡部さんは小児期より「変わった」子供で、授業中もよく落ち着かない状態となった。席から立ち上がり、教室内を歩き回ったかと思うと、黒板に教師が書いた文字を、そのまま消してしまうこともあった。また当時よりこだわりが強く、一つのことが気になるとなかなか他のことを考えられないことがみられている。友達関係でも一方的に自分の主張を繰り返すため、関係を悪くすることが多かった。

学校の成績は中位以上で大学まで進学したが、就職活動で失敗し、卒業後は家業のそば店の手伝いをしていた。祖父も父も酒好きだったが、渡部さんも、大学時代からかなりの量の飲酒をするようになった。家業に従事してからは、日中から酒を飲むことが日常的となった。

渡部さんは飲酒についてはやめなければいけないと思い、二十七歳のときから、アルコール依存症の専門病院で治療を受けている。一時入院加療を行い、断酒することができた。その後も断酒会に定期的に出席している。

酒をやめた二十九歳ごろより、別の症状が出現した。明け方まで咳《せき》が止まらなくなることをきっかけとして、その後ひどい咳がでるのではないかと不安になり、電車などの交通機関に怖くて乗れなくなった。

鼻の裏側や喉《のど》の一部に違和感が生じ、それがどうしても気になってしまう。つい咳払いを何度も繰り返してしまい、近くにいる人に笑われて逆ギレしたこともあった。いらいらすると、仕事場のそば店でも、つい怒鳴ってしまう。

精神科の外来を受診したとき、渡部さんは大きな音を立ててしきりに咳払いを繰り返した。些細《ささい》なことですぐいらいらすると本人は述べたが、それを彼は「パニック」と呼んでいた。

受診して二か月あまり後、渡部さんは「パニック」を起こした。携帯電話のショップで店員の説明がわからないのでいらつき、大声をあげてペットボトルを店員に投げつけたのである。店は警察に通報し、渡部さんは警察官に拘束される。精神科に通院中だったので措置入院が必要か検討されたが、興奮はすでに治まっていたため入院とはならなかった。その後受診したとき本人に反省の様子はみられなかった。「あれは冤罪《えんざい》です。投げつけただけで、だれも傷つけてはいない」と自己弁護に終始した。

渡部さんの衝動性は、なかなか抑えられなかった。電車の中や病院の待合室で、彼のむせ込みに対して怪訝《けげん》な表情を示す人がいるとカッとなり、突然食ってかかることもみられたが、幸いにも暴力行為にまでは至らなかった。その後投薬に気分安定薬を加えることにより、ようやく短絡的な行動の減少がみられている。

渡部さんは児童期よりこだわりが強く対人関係に問題を持っていたが、成人になってから顕在化したケースである。早期にアスペルガー障害と診断することができなかったため、適切な対応や指導が行われていなかった。

ADHD

ADHD（注意欠如多動性障害）という言葉が一般に知られるようになったのは、「不注意」の症状が中心のADHDのサブタイプをテーマにしたソルデン・サリの『片づけられない女たち』がベストセラーになったことがきっかけである。ADHDには多動と不注意の両方の症状を持つもの（混合型）の他に、不注意の症状が中心のもの（不注意優勢型）と多動の症状が中心のもの（多動性―衝動性優勢型）がある。

歴史的にみると、一九二〇年代に脳炎の後遺症として多動の症状がみられたことが報告されている。その後一九三〇年代には「多動症候群」という用語が用いられるようになり、中枢神経刺激薬の有効性が明らかとなった。

一九六〇年代になると、「落ち着きを欠いて、手先が不器用、集中力・持続力が乏しく、学業成績が知的水準に比べて低く、行動異常を生じやすい」という特徴を持つ小児に対して、MBD（微細脳機能障害）という診断名が用いられている。

しかしながらMBDにみられる脳障害については、具体的な内容は明らかにすることはできなかった。このため、この疾患は何らかの脳の器質的な障害を持つものというよりも、神経伝達物質などの機能的な障害であると考えられるようになり、ADHDという診断名が定着した。

ADHDは生来の疾患である。その症状は、三～四歳から顕在化することが一般的である。ADHDはまれな疾患ではなく、学童の四～八パーセントにみられるという報告もある。性別では男子に多く女子の数倍に及ぶが、成人においては男女差は少ない。

原因遺伝子の特定はされていないが、ADHDの発症には遺伝的要因の関与がみられる。病因としては、ドパミンなどの神経伝達物質の機能障害が想定されているが、現在のところ定説はない。

「不注意」の症状としては「注意集中ができない」「注意の持続に問題がある」「話しかけられても聞いていないかのように見える」「刺激により注意がそらされる」などがみられる。

また「多動」「衝動性」としては、「手足をモジモジさせ、キョロキョロする」「授業中の席から離れる」「あちこち走り回る」「じっとしていられない」などのものであの番を待つことができない)。

(h) しばしば自分の順番を待つことが困難である(例:列に並んでいるとき)。

(i) しばしば他人を妨害し、邪魔する(例:会話、ゲーム、または活動に干渉する;相手に聞かずにまたは許可を得ずに他人の物を使い始めるかもしれない;青年または成人では、他人のしていることに口出ししたり、横取りすることがあるかもしれない)。

B. 不注意または多動性―衝動性の症状のうちいくつかが12歳になる前から存在していた。

C. 不注意または多動性―衝動性の症状のうちいくつかが2つ以上の状況(例:家庭、学校、職場;友人や親戚といるとき;その他の活動中)において存在する。

D. これらの症状が、社会的、学業的、または職業的機能を損なわせているまたはその質を低下させているという明確な証拠がある。

E. その症状は、統合失調症、または他の精神病性障害の経過中にのみ起こるものではなく、他の精神疾患(例:気分障害、不安症、解離症、パーソナリティ障害、物質中毒または離脱)ではうまく説明されない。

表14 ADHDの診断基準

まう。

(h) しばしば外的な刺激（青年期後期および成人では無関係な考えも含まれる）によってすぐ気が散ってしまう。

(i) しばしば日々の活動（例：用事を足すこと、お使いをすること、青年期後期および成人では、電話を折り返しかけること、お金の支払い、会合の約束を守ること）で忘れっぽい。

(2) **多動性および衝動性**：以下の症状のうち6つ（またはそれ以上）が少なくとも6カ月持続したことがあり、その程度は発達の水準に不相応で、社会的および学業的/職業的活動に直接、悪影響を及ぼすほどである：

注：それらの症状は、単なる反抗的態度、挑戦、敵意などの表れではなく、課題や指示を理解できないことでもない。青年期後期および成人（17歳以上）では、少なくとも5つ以上の症状が必要である。

(a) しばしば手足をそわそわ動かしたりトントン叩いたりする、またはいすの上でもじもじする。

(b) 席についていることが求められる場面でしばしば席を離れる（例：教室、職場、その他の作業場所で、またはそこにとどまることを要求される他の場面で、自分の場所を離れる）。

(c) 不適切な状況でしばしば走り回ったり高い所へ登ったりする（**注**：青年または成人では、落ち着かない感じのみに限られるかもしれない）。

(d) 静かに遊んだり余暇活動につくことがしばしばできない。

(e) しばしば“じっとしていない”、またはまるで“エンジンで動かされているように”行動する（例：レストランや会議に長時間とどまることができないかまたは不快に感じる；他の人達には、落ち着かないとか、一緒にいることが困難と感じられるかもしれない）。

(f) しばしばしゃべりすぎる。

(g) しばしば質問が終わる前に出し抜いて答え始めてしまう（例：他の人達の言葉の続きを言ってしまう；会話で自分

A. (1) および/または (2) によって特徴づけられる、不注意および/または多動性一衝動性の持続的な様式で、機能または発達の妨げとなっているもの：

(1) **不注意**：以下の症状のうち6つ（またはそれ以上）が少なくとも6カ月持続したことがあり、その程度は発達の水準に不相応で、社会的および学業的/職業的活動に直接、悪影響を及ぼすほどである：

注：それらの症状は、単なる反抗的行動、挑戦、敵意の表れではなく、課題や指示を理解できないことでもない。青年期後期および成人（17歳以上）では、少なくとも5つ以上の症状が必要である。

(a) 学業、仕事、または他の活動中に、しばしば綿密に注意することができない、または不注意な間違いをする（例：細部を見過ごしたり、見逃してしまう、作業が不正確である）。

(b) 課題または遊びの活動中に、しばしば注意を持続することが困難である（例：講義、会話、または長時間の読書に集中し続けることが難しい）。

(c) 直接話しかけられたときに、しばしば聞いていないように見える（例：明らかな注意を逸らすものがない状況でさえ、心がどこか他所にあるように見える）。

(d) しばしば指示に従えず、学業、用事、職場での義務をやり遂げることができない（例：課題を始めるがすぐに集中できなくなる、または容易に脱線する）。

(e) 課題や活動を順序立てることがしばしば困難である（例：一連の課題を遂行することが難しい、資料や持ち物を整理しておくことが難しい、作業が乱雑でまとまりがない、時間の管理が苦手、締め切りを守れない）。

(f) 精神的努力の持続を要する課題（例：学業や宿題、青年期後期および成人では報告書の作成、書類に漏れなく記入すること、長い文書を見直すこと）に従事することをしばしば避ける、嫌う、またはいやいや行う。

(g) 課題や活動に必要なもの（例：学校教材、鉛筆、本、道具、財布、鍵、書類、眼鏡、携帯電話）をしばしばなくしてしる。表14にADHDに関するDSM－5の診断基準を示した。

ADHDは、成人すると改善するか目立たなくなるケースもしばしばみられる。多くの場合、経験による学習効果や脳機能の発達により行動をコントロールする力が強くなるからである。その一方、どこか落ち着かなくそわそわする感じ、たえないおしゃべりなどが継続してみられることがある。

症例によっては衝動性が強くみられ、外部からの刺激に対して過敏に反応しやすい。ごく一部の症例であるが、成人となっても衝動性をコントロールができず、問題行動を繰り返すケースもみられる。

不注意の症状である「気が散りやすい」「忘れ物をしやすい」などについては、成人後も継続することはしばしばみられるが、必ずしも病的な症状と認識されないことも多い。一部のケースでは、不適応を繰り返して不登校やひきこもりに至る。

ADHDに対する治療に関しては、中枢神経刺激薬であるメチルフェニデート（一般名リタリン）が、かなりの症例で有効である。現在この薬物は、依存性のため処方が厳しく制限されている。最近になって依存性の少ないアトモキセチンなどの薬物が登場し、広く処方されるようになっている。

第八章　精神疾患と犯罪

責任能力

精神疾患を持つ患者が犯罪の加害者となった場合、その後の処遇において、問題となるのが「責任能力」の有無である。この責任能力という言葉は、新聞などの紙面でしばしばみかけるものである。責任能力があれば通常の刑事裁判が行われるが、もし「責任能力がない」(「責任無能力」)と判断された場合には、刑罰を受けることを免じられる。

責任能力がないとはどういうことか。それは、自分の犯した罪の意味が理解できない、あるいは自己の行動を適切に行ったり制御したりする能力を持っていないことを意味する。通常、「責任能力がない」と判定されるのは、精神疾患の他に少年による犯罪の場合である。

法律上は、「自分の行為の善悪に関して、常識的に適切に判断する能力」を「弁識能力」と呼ぶ。また常識的な判断に従って「自分の行動をコントロールする能力」を「制御能力」と呼ぶ。この弁識能力と制御能力を合わせたものが「責任能力」である。この両者、あるいは片方が失われると、「責任能力がない」状態と定義されている。

通常、健康な人間は、犯罪行為が悪いことと認識しており、その判断に基づいて犯罪を行うことをやめる、あるいは悪いことと理解しているにもかかわらず犯罪行為を起こす。一方精神障害によってこの責任能力が欠けている場合、犯罪の加害者となっても、「責任能力がない」と判断され罪には問われないことがある。つまり自分の行為が「悪い」という認識がないため、罪に問うことはできないというのが法律的な約束ごとになっている。

しかし、このような規定は、多くの国民にとって納得のいくものではない。なぜ、重大な犯罪の加害者である精神障害者を、通常の犯罪者として罰することができないのだろうか。どうして罪を犯していることが明らかであっても、裁判において無罪となり、罪には問われないのか？　多くの人々は、疑問を感じていることと思う。

この責任能力に関して法律的に規定しているのは、「刑法三十九条」である。刑法三十九条は、次のように述べている。

①　心神喪失者の行為は、罰しない。
②　心神耗弱者の行為は、その刑を減軽する。

この「心神喪失」あるいは「心神耗弱《こうじゃく》」という用語は、わが国独自の法律用語である。諸外国には、これにあたる言葉はない。

心神喪失とは、ここまで述べてきた「責任能力がない（責任無能力）」状態の言い換えである。通常心神喪失と認定される状態は、幻覚や妄想などの病的体験が活発にみられ、それによって行動が左右されている場合、あるいはアルコールや薬物が原因で意識障害が認められる場合である。心神喪失と認定されれば、刑事裁判では無罪の判決が下る。実際の司法の現場では、心神喪失とみなされる可能性が高い場合には、不起訴となり裁判にまで至らないことが多い。このような患者がどうなるかというと、「精神保健福祉法」「医療観察法」などの規定に従って、精神科の病院に入院するケースが多い。

一方心神耗弱は、心神喪失ほどでないにしろ、理性的な判断をする能力、あるいは理性的な判断によって行動する能力がかなりの程度失われている状態である。これを「限定責任能力」と呼ぶ。心神耗弱と認定された場合は、無罪とはならないが刑罰が減軽される。

精神障害と犯罪

ジャーナリズムにおいては、精神障害者による犯罪がセンセーショナルに報道されることが多い。しかしながら、精神障害者による犯罪の頻度がどの程度みられるのかについて、正確な情報が報告されることはあまりない。

犯罪に関する基礎的なデータは、法務省が編集している『犯罪白書』から得られる。平成二十九年版の『犯罪白書』（法務省法務総合研究所編）によれば、平成二十八年の一般刑法犯（交通関係犯罪を除いた刑法犯）の検挙人員の総数は、二十二万六千三百七十六人であった。その中で「精神障害者及び精神障害の疑いのあるもの」（「精神障害者等」）は四千八十四人であり、検挙者全体の一・八パーセントに過ぎなかった。

総人口に占める精神障害者の割合は、少なくとも五パーセント程度とされている。したがって前記の一・八パーセントという数字は、精神障害者が加害者となる可能性は健常者よりも低いことを示している。

しかし、このデータは別の面から検討する必要がある。すべての犯罪を含めた総検挙者における比率については、精神障害者が占める割合は低い。しかし、罪状ごとに検討すると、結果は異なったものとなる。

表15には、平成二十八年の罪名ごとの検挙人員総数とその中に占める「精神障害者等」の比率を示した。この表からわかるように、「殺人」（一四・八パーセント）および「放火」（二〇・三パーセント）において、精神障害者等の比率はかなり高いものとなっている。

また、最近十年間の殺人事件の検挙者に占める精神障害者の比率について検討すると、精神障害者の占める比率は一〇パーセント前後でほぼ一定の値を示している。一

区分	検挙人員総数(A)	精神障害者等(B)	精神障害者	精神障害の疑いのある者	B/A(%)
総　数	226,376	4,084	2,463	1,621	1.8
殺　人	816	121	67	54	14.8
強　盗	1,984	74	49	25	3.7
放　火	577	117	68	49	20.3
強姦・強制わいせつ	3,674	91	65	26	2.5
傷害・暴行	47,702	1,040	636	404	2.2
脅　迫	2,778	123	66	57	4.4
窃　盗	115,462	1,488	934	554	1.3
詐　欺	10,360	172	94	78	1.7
その他	43,023	858	484	374	2.0

注）1 警察庁の統計による。
2「精神障害者等」は、「精神障害者」（統合失調症、精神作用物質による急性中毒若しくはその依存症、知的障害、精神病質又はその他の精神疾患を有する者をいい、精神保健指定医の診断により医療及び保護の対象となる者に限る。）及び「精神障害の疑いのある者」（精神保健福祉法23条の規定による都道府県知事への通報の対象となる者のうち、精神障害者以外の者）をいう。

表15　精神障害者等による刑法犯 検挙人員（罪名別）

方で海外のデータをみてみると、重大犯罪に占める精神障害者の割合はさらに高いものとなっている。

以上の資料からわかることは、殺人などの重大犯罪における精神障害者の比率はかなり大きいということである。犯罪の予防という観点からも、あるいは重罪を犯した精神障害者の治療という側面からも、精神障害による犯罪に関して真摯《しんし》な議論を深める必要性がある。しかしながら、日本においてこの問題はタブー視され、きちんとした議論が行われることは少ない。

責任能力判定の「慣例」

精神疾患には多くの種類が存在している。もちろん、すべての疾患において責任能力が問題とされるわけではない。

通常の刑事裁判では、責任能力が問題となるのは、統合失調症とアルコール依存、薬物依存のケースが多い。またうつ病、躁《そう》うつ病の重症例においてはうつ状態において無理心中（拡大自殺）がしばしばみられるが、責任能力がない、あるいは不十分であるとみなされることが多い。

一方で、神経症圏の疾患、パーソナリティ障害、発達障害の場合は、原則として責任能力は保たれているとされる。神経症の一種である多重人格（解離性同一性障害）

は精神鑑定の段階では「責任能力がない」と判断されることがあるが、精神鑑定を担当した医師の判断ミスと考えられる例が少なくない。

一九八〇年代までは、精神疾患の種類に従って、責任能力の有無がほぼ自動的に判定される傾向がみられた。たとえば、加害者が統合失調症であった場合、その経過、犯行時の病状にかかわらず、責任能力がないとみなされることが通常であった。これを「慣例」と呼んでいた。慣例の要点を示すと次のようになる。

1. 統合失調症、躁うつ病などの重大な精神病においては、診断さえ確立されれば、あらゆる行為に対して責任無能力とみなされる。

2. 頭部外傷、動脈硬化、老年変化、精神遅滞、飲酒嗜癖《しへき》などによる精神障害のように、障害の程度に量的な差が示される場合には、障害の程度と犯行との関連に基づいて、情状酌量、限定責任能力、責任無能力のいずれかとされる。

3. 精神病質や神経症者のように器質性の障害を有しないものにおいて原則として完全責任能力が認められ、ごく例外的な事例に対してのみ限定責任能力が認められる。責任無能力が認められるのは、精神病質反応が心因精神病の範囲にまで亢《こう》進《しん》したような、非常にまれな事例に限られる。

(『司法精神医学2』 中山書店)

つまり「慣例」に従えば、統合失調症、あるいは躁うつ病と診断されれば、犯行時にどのような精神状態であろうとも、責任能力はないという判断が下されることになる。

しかしながら、一九八〇年代後半ごろより、「慣例」に関して否定的な見方が次第に強くなってきた。たとえば統合失調症と一言でいっても、その病状は千差万別である。精神病院に長期入院しているケースもあれば、健常者と変わらない社会生活を送っている例も少なくない。結婚して子供を持つ人もいる。それらを統合失調症という病名でひとくくりにしてよいかという疑問は大きい。

また躁うつ病（ＩＣＤ－10では「気分障害」）圏の疾患について考えてみよう。躁うつ病においても、うつ病においても、病気の症状のみられる時期（病相）と回復している時期が存在する。回復期に罪を犯した場合には、責任能力がないと判断することには抵抗が大きい。

したがって最近では、診断にかかわらず個々の症例ごとに、犯行時の精神症状や行動を十分に検討し、責任能力の有無を検討すべきであるという考えが優勢である。

殺人事件

ここで実際の例に基づいて説明したい。これから示す症例は、殺人を犯した慢性の統合失調症患者のケースである。症例は、裁判員制度における模擬裁判の事例として使用されたものを改変してお示しする。

事件は次のようにして起きた。

加害者である森崎直弘は、平成十年六月二十二日の夜間、A県B市隼町三丁目十一番にあった隼レンタカーの駐車場において、店の従業員、田村義行さん（当時五十八歳）に近づき、手にした刃物で田村さんの顔面を切りつけた後、背部を突き刺して、大動脈切断による出血性ショックのため死亡させた。その後、森崎は犯行現場から自転車で逃走した。

犯人の森崎は、農家の三男として生まれた。家族関係に特別な事項はみあたらない。森崎は工業高校を卒業後に道路工事会社に勤め、道路の舗装工事に従事していた。その会社に五年あまり勤務した後に退職し、以後は建築関係の職を転々としていた。

彼が統合失調症を発症したのは、二十六歳のときだった。発症した年、一月から仕事をやめて家でぶらぶらしていた森崎は、七月の末、町のはずれにある湖で突然入水《じゅすい》自殺を図った。死に切れなかった彼は、深夜にずぶ濡《ぬ》れのまま家に帰ってきた。「死んだ人の霊が見える」と訴えて落ち着かない状態であったため、母親は翌朝に精神科を受診させた。

受診時に森崎は、「死霊が取り憑《つ》いている、だれかに操られている」、「テレビでも自分のことが噂されている」などと妄想的な訴えを繰り返したため、そのまま精神科に入院となっている。入院後は抗精神病薬の服薬によって、病的な症状は速やかに改善した。彼は、約一か月で退院となった。

担当医の指示に反して、退院後に森崎はすぐ服薬をやめてしまい、通院もしなかった。幸い、精神的には落ち着いており、以前のように、道路工事の会社で舗装工として働き始めた。

その後二年あまり安定した状態が続いたため、森崎は知人の紹介で、五歳年下である吉田聡子と結婚した。聡子は高校を卒業後、家業のクリーニング店を手伝っていたが、結婚と同時にやめている。子供も生まれ、数年は平穏な時期が続いた。

三十一歳ごろより、再び森崎の精神状態が不安定になった。不眠、食欲不振などがみられるとともに、いらいらすることが多くなり、些《さ》細《さい》なことで家族にあたるようになった。さらに、独り言を言いながら部屋の壁に落書きをしたり、急に仕事を休んだりする日が増えたため、家族のつきそいで精神科に受診となった。

森崎は病院の医師に対して、「気分がさえず、頭が空っぽになったようで集中できず何も考えられない。家族さえいなければ死んでしまいたい」と憂うつ感に加えて希死念慮を訴えたため、その日に入院となっている。

この入院のときも、抗精神病薬の服用によって短期間で精神症状の改善がみられた。

そのため、約一か月半で退院となっている。退院後、彼はやはり医師の指示に従わなかった。外来通院はまったくせず、再び舗装工として働き始めた。

およそ三年後、森崎は道路工事会社を急にやめて、パチンコ店の清掃員に転職した。遅刻や欠勤はなかったが、物覚えが悪く、仕事の手順がなかなか覚えられなかった。他の従業員との交流もほとんどなく、注意されると不満げな表情で返事もしなかった。些細な言い合いから、他の従業員と殴り合い寸前までなったこともあった。

その車は俺の車だ

三十五歳ごろからは、さらに言動にまとまりがなくなった。独語が多く辻《つじ》つまの合わないことを話し、たびたび妻や子供に暴力を振るうようになった。その上、子供の前でアダルトビデオを見たり、妻のいる横で自慰行為にふけったりしたこともあった。これらは明らかに病状が進んだことを示す所見であった。

三十七歳、仕事を休むことが多く、店にきてもトラブルが多いため、パチンコ店を解雇となった。同じ時期、森崎の暴力に耐えられなくなった妻は子供を引き取って実家にもどり、その後森崎と離婚した。

離婚後、森崎は自動車工場で働くようになり、自動車内部のアスファルトシート張りに従事した。しかし長続きはせず無断欠勤を繰り返したため、半年あまりで退職となっている。会社での評判は悪く、「仕事のミスを指摘され注意されると激怒して暴言を吐き、上司の指示に逆らって、質問された事に対し意味不明な事を言い出し、まともな答えができない」という状態であった。この当時には、精神状態がかなり悪化していたものと思われる。

自動車会社を退職後は、職に就かず自宅で閉じこもりがちの生活を送るようになった。近所に住む母が毎日食事の用意をしにきて、家賃や光熱費も負担していた。また生活費がなくなると母の所へ行き、金を請求した。母は乏しい年金の中から、五千円、三千円と渡していた。森崎に対して母や兄弟が何か仕事をするようにすすめたが、大声で怒鳴り返すだけで話にならなかった。

収入がないにもかかわらず、森崎の金遣いは荒かった。生命保険を突然解約し、下ろした二十万円あまりをすべてパチンコに使ってしまったこともあった。

事件の三か月あまり前の三月末、森崎は自宅の近所の隼レンタカー本店に行き、日産マーチを三日間借りた。ところが契約日を過ぎても車両を返却しなかったので、会社側は再三にわたり電話連絡をした。しかし電話は、一向につながらなかった。

森崎は以前にも数度、同じレンタカー会社で車を借りていた。その際に、「今からロサンジェルスに行くから車を貸してくれ」などと奇妙なことを話していた。

森崎と連絡が取れないため、四月になりレンタカー会社の職員が、森崎の自宅のある県営団地を訪ねた。在室した本人に、「あなたが借りた車は、期限が過ぎているので返してください」と言ったが、森崎は、「お宅から借りた車ではない」と突っぱね交渉にならなかった。

五月にも職員が再度森崎宅を訪問したが、本人と会うことはできず、「催告書」をポストに入れ、森崎の住む団地の駐車場に置かれた車のワイパー部分にも同様の書類を挟んでおいた。しかしその後も森崎から連絡はなかった。このため六月一日、レンタカー会社の担当者は、スペアキーを用いて、駐車場から会社に車両を引きあげた。

翌日の午後二時ごろ、森崎から「マーチはそっちにあるのか」と電話で言ってきた。応対した職員は、「車は当社の車で、レンタル期間も過ぎておりますので当社に収容いたしました」と返答した。

ところが、この言葉に対して森崎は興奮状態となった。彼は、「その車は俺の車だ、何で勝手に持っていくんだ」と一方的に怒鳴り始めた。いったん電話は切れたが、約一時間後に、再び森崎は「俺の買った車だ、俺の車を勝手に持っていったから、警察に訴えるぞ」と電話してきたのである。

その直後自分の買った車を盗まれたと思い込んでいた森崎は、刃物を所携し自転車に乗ってレンタカー店に向かった。森崎がレンタカー店に到着したのは、午後七時三〇分頃だった。客観的な事実と反するにもかかわらず、森崎の中では「妄想」が真実であると信じられていた。

店に着いて短い言葉をかわすと、森崎は応対していた店員の田村さんをナイフで切りつけた。問答無用の凶行だった。あっけにとられた被害者は、ほとんどその場を動くことができずに被害にあった。

犯行時について森崎は、「被害者は全く知らない人だが、僕に車のことをああだ、こうだ言うので頭にきたのでかっとなって殺そうと考え、まず顔を斬りつけ、その後、背中の肩の下の辺りを狙って刺した」と述べている。

他の店員によると、森崎はほとんど会話をせずに被害者を殴りつけ、その直後ナイフで刺したという。犯行後森崎は、刃物をズボンの左ポケットにしまうと、乗ってきた自転車でその場から逃走した。

森崎は三十分あまり自転車を走らせて、自宅のある団地の裏山に到着した。そこにあった空き地の穴に刃物を刺すと、上に大きな石をのせた。刃物の柄は折れたので、畑の方に投げ捨てた。刃物を投棄した後、森崎は自宅に帰ったが、そこで待機していた捜査員に逮捕された。

恐怖か殺意か

逮捕された後森崎は、次のように、自分の正当性を主張した。

「イギリス隼レンタカーから借りた車で、大事な車を盗まれたのです。この車を返してもらわないと、僕がイギリス隼レンタカーに賠償しなければならない、大変困ったのです。だから盗まれた時はドキッとして凄《すご》く悔しかったですし、どうしても取り返さなければならないと思いました」

「車は、イギリスの隼レンタカーから安く譲り受けたものです。だから、僕の所有物である」

取り調べにおいて森崎に、隼レンタカーに行きレンタカーを借りる契約をしたのではないかと尋ねても、絶対にそんなことはないと否定した。

犯行当時、森崎は自分の大切な車が盗まれたという妄想に支配されていた。そのために車を取り返そうと、ナイフを持ってレンタカー店に向かった。車について当初は「イギリスのレンタカー会社から借りた」と言っていたが、その後「譲り受けて自分のものになった」と話の内容が変化している。

次は凶器に関する本人とのやりとりである。

――何でナイフを持って行ったのか？

「自分を守るために」

――交渉するだけなら、ナイフはいらないでしょう

「いろんなうわさがあった。よくわからないけど、うちの車を盗んだとか、パチンコ屋と関連があるとか。悪い事をしてるらしいという話もあった。パチンコ屋の裏で人を殺しているらしいと聞いたことがある。死体を見たこともある。死体を何回かみて、びびってしまった」

――だれの死体？

「それは、わからない」

――その人を殺したのは、レンタカー店の人なのか？

「たぶん、そうだと思う。拳銃《けんじゅう》や包丁も持っているらしい」

――何でナイフを持って行ったのか？

「こっちが殺されると思い、びびっちゃった。車をイギリス隼レンタカーに返さないと賠償しなければならない。怖かったし、自分で取り戻さなければならない。自分を守るために、ナイフを持って行った。けんかになるかもしれないと思った」

――殺そうと思って持って行ったのか？

「そうじゃない。殺すつもりなら、包丁を持って行った。何かの時には刺そうと、やられたらやってやろうと思っていた」

このように森崎は、当初から明確な殺意を持っていたわけではなかったと主張した。

むしろ、「レンタカー店の店員が拳銃や包丁をもっている」「死体を近所でみた」という妄想に基づく恐怖感から、自己防衛のために凶器を用意した可能性が大きい。しかし「何かあったらやってやろう」と殺意が全くなかったともいえない。

また犯行に使用したナイフを投棄した後、明らかに身元がわかっているにもかかわらず、自宅に帰り逮捕されたことから推察すると、犯行に十分な計画性があったとは言えない。またこれまで全く接触のない被害者を刺したことについても、短絡的で無計画な行動であったことを示している。

犯行後、森崎は刃物をポケットにしまい、自転車で現場から逃走した。さらに人目のつかない所へ刃物を投棄した。このことは、自己の行為に対しての後ろめたさがあったと推測され、自分が悪い行為をしたという意識は持っていたと考えられる。つまり責任能力については、弁識能力はある程度は保たれていたものと推測される。しかしながら、自分の衝動の制御はできなかった。

犯行当時、森崎は、「自分の車が盗まれた」という妄想に支配されていた。しかしながら、暴力や殺害を指示するような幻聴や、人を殺害しなければならないなどという思考内容に左右されて犯行を行ったわけではない。つまり、幻覚や妄想などの病的な体験が、犯行の直接的な原因とはいえない。

刺したけど死んではいない

勾留《こうりゅう》中の森崎には、妄想が活発にみられた。次のように、車に関する話も辻《つじ》つまの合わない発言が多かった。

「ロサンジェルスの第一リトルジャパンに住んでいる時、車はイギリス第一リトルジャパンで借りた。ちゃんと住民票がある」

「拳銃や包丁持っているから、びびっちゃった。車はイギリスに返さないと賠償しなければならない」

「刺したけど死んではいない。死んでいないのは事実です。死んでいないのに、死んでると言われても、納得できない。何か月もたって死んだら、それは本人の責任じゃないかな。自分は関係ないです」

「あのマーチはエンジンが特殊で、原爆と水爆弾で拳銃のようになっていた。五兆円もした。コレクションで人が買ったもので、私が借りた。エンジンが三つ付いている、モーター一個と、空気圧のエンジンとエンジンが三つ付いている、乗るものではない」

こうした発言の中で、自分の居住地に関する妄想、車を盗まれたという被害妄想、車に対する誇大的な妄想などがみられた。また妄想による追想の誤りが生じ、自分の経験した内容とは違ったものが空想的・誇張的に脚色されて記憶されているがことがあり、また過去の事実を自分独自の解釈によって、大幅に作り変えていた。さらに森崎には、自分が殺人を犯したという明確な認識はなかった。

会話の流れの中では次に示すように、考えの進み方に統一がなくなり、何を言おうとしているのかわからない場面がみられた。


――どういうときに、気持ちが落ち込んだのか？

「リンゴとミカンの違いです。先生に言われて、一晩考えました」

――どうして、そんなことを急に言うのか？

「リンゴは一か月、ミカンは一か月。だから二か月、二種類あるから二か月。僕にもさっぱりわかりません」


これは連合弛緩《しかん》と呼ばれる統合失調症の慢性期にみられる症状である。思考のまとまりが悪くなり、重症になるとほとんど意味がとれない場合もある。

この事件の加害者である森崎が統合失調症を罹患《りかん》していることは明らかである。疾患の重症度について検討すると、森崎は発病から十年以上が経過し、継続的な治療を行っていないにもかかわらず、かなりの期間就労も可能であった。したがって、重症度としては、軽症から中等症程度と考えられる。

犯行時においては、妄想などの病的体験は活発であったが、それらが犯行に直接結び付くものではなく、むしろ犯行は、衝動的、短絡的なものであった。また犯行は計画的なものではなかったが、犯行後に隠蔽《いんぺい》工作を行うなど、自分が悪いことをしたという自覚はある程度持っていた。

以上の点を考慮すると、森崎の精神状態については、責任能力がある程度失われた状態である「心神耗弱《こうじゃく》」と考えるのが妥当であろう。ただしこれには異論があり、統合失調症の慢性期で病的な体験が活発的にみられたことから、「責任能力がない」と判断される場合もありえるものと思われる。

「措置入院」の弊害

現在の日本では、精神疾患患者の処遇に関しての取り扱いは、二つの法律により定められている。その一つは「医療観察法」であり、もう一つが「精神保健福祉法」である。

精神保健福祉法の正式名称は、「精神保健及び精神障害者福祉に関する法律」である。この法律は一九五〇年に「精神衛生法」として施行されたものが原型であるが、一九八七年に「精神保健法」として改正され、さらに一九九五年に現在の名称に改められた。精神保健福祉法には、精神障害者の医療から入院の制度、社会復帰、精神保健福祉センターの業務などについて、幅広い内容が定められている。

この法律には、精神科患者が罪を犯した場合の扱いが明記されているわけではないが、医療観察法が二〇〇五年に施行されるまで、触法精神障害者の処遇はすべてこの法律の条文の運用によって行われてきた。それが「措置入院」の制度である。

措置入院において対象となる患者の多くは、警察、検察などによって勾留された状態にあり、強制的な診察を受けることとなる。

患者は、二名の精神科の専門医（これを精神保健指定医という）によって診察を受け、その結果、「診察を受けたものが精神障害者であり、且《か》つ、医療及び保護のために入院させなければその精神障害のために自身を傷つけ又は他人に害を及ぼすと認めたときは、その者を国若《も》しくは都道府県の設置した精神病院又は指定病院に入院させることができる」と定められている。つまり他人に対する暴力行為あるいは自殺の危険性が高いときには、強制入院の対象になるということである。これは、「自傷・他害の恐れ」と呼ばれている。

年度によって異なるが、一年間に新たに措置入院となるケースは、全国で六千例あまりである。措置入院した患者の多くは、早期に退院するか一般的な他の入院形態に切り替えられている。

医療観察法が施行される以前の時期には、重罪を犯して心神喪失あるいは心神耗弱と判断され不起訴となった精神障害者は、その大部分が措置入院となって精神病院に入院していた。この場合、たとえ患者が殺人などの罪を犯していても、一般の患者と扱いが大きく異なるものではなく、比較的早期に退院する例も少なくなかった。

重罪を犯した精神障害者の処遇は、司法的な問題であると同時に、精神医療の問題でもある。彼らをどのように裁くかということは社会的に重要な課題であるが、その治療をどうするかという点も忘れてはならない。

精神保健法から医療観察法へ

欧米においては、触法精神障害者の処遇に関して、司法機関と医療施設がお互いに協力しながら解決を図っていく方法がとられてきた。そうした中で、イギリスにおける「特殊病院」や「地域保安病棟」などの触法精神障害者のための専門施設が充実し、一般の精神科患者とは別に処遇されるようになった。またこれとともに、司法精神医学という精神医学の分野が発展してきた。

加えて日本以外の先進国では、犯罪行為を行った精神障害者の強制入院の手続きは裁判所の命令で行われ、重大な犯罪に関しては退院の決定や外来におけるフォローアップについても司法や行政機関が強い権限を持つことが一般的となっている。

一方わが国ではどうかというと、触法精神障害者の問題は、現実に即した真剣な議論はほとんど行われてこなかった。精神障害者が重大な罪を犯したとき、いっときジャーナリズムは大きな問題として扱うが、たいていすぐに忘れられてしまう。ここで述べてきたように、医療観察法が成立するまで、触法精神障害者は措置入院の制度によって、すべて精神病院に一任されていた。いったん精神病院に入院すると、以後司法機関はまったく関与することがなかった。つまりどんな重罪を犯した患者においても、病院からの退院、あるいは通院に関するフォローアップは、すべて病院任せであったのである。

こうした中で医療観察法は、池田《いけだ》小事件による世論、ジャーナリズムの高まりを利用し、事件の二年後に成立した。正式な名称は、「心神喪失等の状態で重大な他害行為を行った者の医療及び観察等に関する法律」である。

医療観察法では、事件の被疑者は「対象者」と呼ばれる。対象者は次のように規定されている。すなわち、①殺人、放火、強盗、強姦《ごうかん》、強制わいせつ、傷害など重大な他害行為を行ったものの中で、②心神喪失者又は心神耗弱者と認められて不起訴処分となったか、裁判の段階で心神喪失を理由として無罪が確定するか、心神耗弱を理由として実刑とならないことが確定し、③さらに医療観察法における医療によって精神障害の病状が改善し、同様の他害行為の再発を防止し社会復帰することができるものとされている。

検察官が地方裁判所に対しこの制度の利用を申し立てることによって、医療観察法の手続きが開始される。検察官は、前述の①、②の要件を満たす対象者に対し、原則として医療観察法の開始の申請をすることになっている。この対象者は、これまでは、精神保健福祉法の措置入院に該当したケースである。

医療観察法における医療は、厚生労働大臣が指定する指定入院医療機関または指定通院医療機関で行われる。これらを併せて「指定医療機関」と呼んでいる。指定入院医療機関は、原則として国、都道府県が開設する国公立病院から決められ、人的・物的資源を集中的に投入し、専門的で手厚い医療を提供することが定められている。指定入院医療機関における入院は原則として一年半までである。

医療観察法は施行後十分な年月は経過しておらず、確定的な評価を下せる段階にはないが、わが国でも本格的な司法精神医療が定着したことは歓迎すべき点である。指定病院の病床不足、通院医療におけるマンパワーの不足などの問題点が指摘されるが、今後の見直しについて注視していきたい。

第九章　精神科とクスリ

向精神薬

感情、思考、知覚など、ヒトの精神的な機能に作用する薬物を、「向精神薬」と総称する。向精神薬は、精神疾患を治療するために用いられる「精神治療薬」と、逆に病的な精神症状を誘発する「精神異常発現薬」に分類される。後者には、覚《かく》せい剤、大麻などの薬物依存の原因となるものが含まれる。

精神疾患に伴う精神症状は、脳機能の障害によって出現する。そういう意味から言えば、向精神薬は中枢神経系に作用する薬物である。

本格的な向精神薬の出現は、二十世紀中ごろの抗精神病薬であるクロルプロマジンの登場に始まる。だが以前から、植物から抽出されたアルカロイド類が、鎮静、催眠などを目的として使用されていた。アルカロイドの代表的な薬物は、アヘンから抽出されたモルヒネである。アヘンやモルヒネは医療にも用いられたが、同時にその依存性のため多くの中毒患者を生じた。

十九世紀になり、新たに臭素化合物、抱水クロラールなどが睡眠薬として用いられるようになった。さらに二十世紀はじめには、バルビツール系の薬剤が開発され、睡眠薬として、あるいは抗てんかん薬として用いられるようになった。

クロルプロマジンは、当初は麻酔薬として開発されたものである。一九五二年にフランスのドレーらが、統合失調症に有効であることを報告して以来、画期的な治療薬として広く用いられるようになった。その後類似の薬物が多数開発され、これらを総称して「強力精神安定剤」、あるいは「抗精神病薬」と呼ばれるようになった。このクロルプロマジンの発見は偶然の所産であったが、精神医学の歴史において最大の成果であった。

一方うつ病に対しては、一九五二年に抗結核薬の一部に気分高揚作用があることが発見されて以来、その類似の化合物である「モノアミン酸化酵素阻害薬」と呼ばれる一群がうつ病の治療薬（抗うつ薬）として、用いられるようになった。一九五七年には、「三環系抗うつ薬」であるイミプラミン（一般名トフラニールなど）が登場した。

モノアミン酸化酵素阻害薬は食事の影響などによって重大な副作用を生じるため、その後の抗うつ薬の主流は三環系抗うつ薬が担うこととなった。この名称は、化学的な構造から名づけられたものである。

金属であるリチウムは、電池などの材料として用いられるが、躁《そう》病、躁状態に対して有効であることが一九四九年に発見された。その後一九七〇年代ごろより、抗てんかん薬の一部が同様の効果を持つことが見出《みいだ》され、これらを総称して「気分安定薬」と呼ぶようになった。気分安定薬は躁状態だけでなく、うつ状態にも有効で、さらに

抗精神病薬
抗うつ薬
気分安定薬
抗不安薬
睡眠薬
精神刺激薬
抗てんかん薬（抗けいれん薬）
抗酒薬
抗認知症薬（向知性薬）

表16　向精神薬の種類

躁うつ病（双極性障害）における病相の抑制効果もみられている。

不安、恐怖感などの症状に有効である「抗不安薬」は、一九五四年に発見された。以後ベンゾジアゼピン系の抗不安薬が、今日まで幅広く使用されている。

他には、精神科の臨床では、「精神刺激薬」「抗てんかん薬」「抗酒薬」などが使用されている。精神科の臨床において使用される薬物について、表16にまとめた。

薬の副作用

どのようなクスリにも、副作用のリスクはある。過剰なほど薬物に依存的な人がいる一方で、理由なく、服薬に対して嫌悪感を抱いている人もみかける。そういう人たちの一部は、漢方薬は安全であると信奉しているらしい。

しかしこれは誤りである。漢方薬は「西洋薬」の成分を少量ずつ組み合わせたものにすぎない。漢方だけに特別な薬物の成分が存在するわけではない。したがって、漢方薬でも一般の薬と類似した副作用が生じることがあり、死に至る例も報告されている。

薬には、必ず副作用がある。他の薬物と比較すると、実は向精神薬の副作用は軽微なことが多い。向精神薬を長期間、数年から数十年持続的に服用しても、ほとんど問題のない場合が大部分である。

しかしながら、そうは言ってもなかなか安心して薬を服用できないという人も多いことであろう。実際、複数の病院を受診している場合などでは、多種多様のクスリを服用していることも珍しくない。相互作用は問題ないと薬剤師から説明を受けても、不安な気持ちになるのは自然である。

もちろん、不要なクスリは服用しない方がいい。しかし特に急性期の精神疾患においては、クスリを服用して副作用がみられるリスクよりも、服用しないで症状が悪化するデメリットがはるかに大きい。

それでも治療に関する選択権は、最終的には本人にある。病的体験が活発で治療の必要性を理解できない場合、あるいは自殺の危険性が切迫していたり、暴力的な衝動行為の恐れがみられたりするケースを除いては、本人の同意を得られない状態で薬物を処方することは難しい。

患者に付き添って外来にきた家族からすると、病院の態度は本人任せにしすぎるように見える。家族にしてみれば、苦労して説得し病院に連れてきたのに、どうして病院はきちんと治療をしてくれないのかということになる。

　精神科診療の場合、患者本人に必ずしも治療を受ける意思が明確でないこともよくみられる。統合失調症や躁病の急性期において、被害妄想などの病的な体験のため、病気の自覚を持てないこともある。あるいは認知症などでみられる「せん妄」という意識障害の場合も、幻覚を伴う興奮状態がみられ、治療の必要性は理解できないことが少なくない。

　このような場合、入院加療が必要となる場合が多い。本人が入院に同意しない場合には、家族などの同意による精神保健福祉法に基づく医療保護入院の制度を用いる。しかし、本人も家族も入院に同意しない場合には、治療を進めることは難しい。

　また一方で、外来を受診するなり、クスリは飲みたくないと述べる患者もいる。その考え方を否定はしないが、そう言われてしまうと、多くの場合病院にできることはかなり少なくなる。薬物による治療が、精神科の診療の基本だからである。

　精神科の診療においては、薬物療法以外の治療を、保険診療で行っている病院はほとんどない。心理療法（カウンセリング）は、通常医療の枠外のものである。現在の保険制度においては、カウンセラーがいくら長時間話を聞いても、医療行為とは認められないのである。そもそも薬物以外の治療法の有効性については十分に検証されておらず、医学的に推奨できるものは少ない。もっともこのことは、十分に時間をかけて診療を行うことを否定しているわけではない。症状の変化や病気の経過を確認するには、かなりの診察時間が必要であり、それが質の高い診療を行う基本となる。

また診断がはっきりしてからも、疾患ごとに生活面での指導や服薬に関する注意も必要となる。特に治療の必要性を理解していない場合などでは、繰り返し服薬の確認を行う必要がある。ただしこのような面接を効果あるものとするには、治療者が疾患について十分な知識と理解を持っていることが前提となる。

抗精神病薬

抗精神病薬は、主として統合失調症の診療に用いられる薬物である。抗精神病薬は、定型抗精神病薬と非定型抗精神病薬に二分される。抗精神病薬には多くの種類がみられるが、いずれの薬剤においても、脳内神経伝達物質であるドパミン系の抑制作用がみられる。このため、統合失調症においては、ドパミン系の機能障害がみられるという仮説が提唱されてきたが、具体的な病態生理については明らかとなっていない。

抗精神病薬の中で、従来から使用されていた抗精神病薬を「定型抗精神病薬」、比較的最近開発された薬物を「非定型抗精神病薬」と呼んでいる。従来の薬物と比較して非定型抗精神病薬は、副作用が少なく認知機能の改善にも効果を示すため、使用頻度が高くなっている。

抗精神病薬の主要な作用は、以下の二つである。第一が、幻覚・妄想などの病的な体験に対する改善効果であり、第二が鎮静作用である。前者に関しては主として統合失調症の幻覚妄想状態に対して投与されている。後者の使用法については疾患にかかわらず、興奮状態を鎮静化するために用いられている。

定型抗精神病薬の代表的な薬物として、ハロペリドール（商品名セレネースなど）、クロルプロマジン（商品名コントミンなど）があげられる。非定型抗精神病薬としては、リスペリドン（商品名リスパダールなど）、オランザピン（商品名ジプレキサ）などの薬物が使用される頻度が高い。

抗精神病薬は、統合失調症などの「精神病」症状に対して投与されることが多い。この場合には、急性期において中等量から多量の薬物を使用する。統合失調症においては長期間抗精神病薬の服用を継続する必要がある。しかしながら、患者の病識が不十分であることに加えて、手の震え、眠気などの副作用のために薬物を中断するケースがしばしばみられる。

一方その他の疾患に対して、少量の抗精神病薬の投与が行われることがある。具体的には、重症の睡眠障害や強い不安状態に対して、睡眠薬や抗不安薬に追加して用いられていることがある。特に認知症における睡眠障害や夜間せん妄においては、通常の睡眠薬は症状悪化のリスクがあるので少量の抗精神病薬が有効であることが多い。

興奮状態

興奮状態は正常者でもみられるが、精神科領域では一般に「精神運動興奮」と呼び、行動が過剰となり統制できない状態をいう。興奮状態は、精神疾患の急性期に出現し、多くは一過性に経過する激しい過剰な運動、行動を伴う。頻脈などの自律神経症状とともに感情が変化しやすい。

興奮状態については、意識障害の有無で分けて考える必要がある。

意識障害を伴わない興奮状態は、通常は統合失調症や躁《そう》病といった内因性精神疾患においてみられる。幻覚・妄想などの病的な体験を伴うことも多く、些細《ささい》な刺激に対して過度の興奮が現れることが多い。

意識障害を伴う興奮状態は、内科的疾患に基づく症状精神病や頭部外傷や脳炎などの脳疾患による器質性精神病、および薬物中毒による中毒性精神病などでみられることが多い。これらを総称して外因性精神疾患と呼ぶ。

また「錯乱」とは、軽度の意識混濁を背景に、見当識や記憶が曖昧《あいまい》になり、思路が乱れ、話や行動にまとまりを欠いた状態である。不安・焦燥感、幻覚・妄想など多様な精神症状を伴いやすく、後に健忘を残すことが多い。

興奮状態では、急速な鎮静が必要となる。また同時に、原因疾患の検索をする必要がある。外因性の精神疾患では、脳腫瘍《しゅよう》やウィルス性脳炎など生命に危険の及ぶ場合もあり、速やかに原因疾患の治療を進めることになる。

興奮状態の薬物療法としては、患者が治療に協力的でない場合、あるいは治療の必要性を理解していないことが多いため、経口的な服用が不可能であることが多い。このため、抗精神病薬の筋肉注射がしばしば行われる。また後述するベンゾジアゼピン系の睡眠薬あるいは抗不安薬を静脈注射することもある。

興奮状態においては、行動の予測が困難であり、点滴を自己抜去したり、他者へ暴力を振るったりするなどの危険な行動が突発することが起こる。

これらを防止するために、しばしば身体的な拘束が必要となる。身体拘束は人権的な側面から批判されることが多く、安易な使用は望ましいことではないが、安全の確保という観点から必要性が大きい場合がある。さらに怒声をあげたり攻撃的な言動がみられたりする場合には、保護室（隔離室）を使用し、施錠が必要なこともある。

幻覚妄想状態

幻覚、妄想が主な症状としてみられる精神状態を「幻覚妄想状態」と呼ぶ。幻覚妄想状態がみられるとき、患者は自らの内的な体験について表現できなかったり、自ら語りたがらなかったりすることが多い。そのため、患者に安心感を与えて、信頼感を与えることが治療の前提として必要である。

特に、被害妄想が症状の中心である場合においては、病院や治療者が患者にとって「敵側」ではないこと、少なくとも中立的な立場にあることを認識してもらうことが重要である。

患者が拒否的な態度の場合は、初期の段階で、幻覚や妄想の内容について詳しく聞かないことが多い。患者以外に家族などの同伴者がいれば、これまでの通院歴、既往歴、服薬の有無、依存薬物の使用歴などについて情報を得ることができる。

幻覚妄想状態をきたす疾患は、もっとも重要なものとして統合失調症があげられる。統合失調症の大部分で、この症状が出現する。しかし、幻覚妄想状態をきたす疾患は統合失調症だけではない。統合失調症の他には、うつ病、躁うつ病などにおいても幻覚妄想状態を生じることがある。その他、全身性の身体疾患や脳器質性疾患、あるいは依存性の薬物によってもこの症状が起こることがある。

幻覚妄想状態に対する薬物療法は、抗精神病薬による治療が基本である。最近では副作用が少なく、陰性症状や認知機能障害にも効果を示す点から非定型抗精神病薬が第一選択薬として使用されることが多い。

服薬に拒絶的な場合など経口投与が困難な場合には、薬剤の点滴もしくは注射が必要になる。この際、定型抗精神病薬であるハロペリドールを用いることが多い。外来治療においても、服薬が不規則で精神症状の安定がみられない場合、服薬管理の目的で、持続性の効果を持つ抗精神病薬デポ剤（ＬＡＩ）の注射薬を用いることもある。

抗うつ薬

うつ病に対する治療の基本は、適切な投薬治療である。軽症のうつ病では自然回復もみられるが、中等症、重症のうつ病においては、薬物療法が治療の基本となる。うつ病、うつ状態に効果がある薬物を「抗うつ薬」と総称し、大きく分けると三群に分類される。

第一に、最も古典的な抗うつ薬は、三環系抗うつ薬である。次にその後に開発された四環系抗うつ薬などがある。さらに三番目として、ＳＳＲＩ（選択的セロトニン再取り込み阻害薬）とＳＮＲＩ（セロトニン・ノルアドレナリン再取り込み阻害薬）がある。ＳＳＲＩとＳＮＲＩを合わせて、「新規抗うつ薬」と呼ぶことが多い。最近では、さらに新しいタイプの薬物も使用可能である。

一九五七年、スイスの精神科医クーンによってイミプラミン（一般名トフラニールなど）がうつ病に有効であることが明らかにされた。それ以来、多くの類似化合物が臨床に導入されていった。これらの薬物は、化学的な構造から三環系抗うつ薬と総称された。

三環系抗うつ薬の代表的な薬物として、イミプラミンの他、アミトリプチリン（一般名トリプタノールなど）などがある。三環系抗うつ薬はさまざまな副作用がみられるため投与が難しい面があるが、重症のうつ病には、効果が大きいという指摘もある。初回に投与されることは多くはないが、現役の薬物として使用されている。

主な副作用としては、眠気がみられる他、「抗コリン作用」と呼ばれる自律神経系に対する作用が重要である。具体的には、口渇、便秘、排尿困難などがみられ、老人では腸管の運動の麻痺《まひ》、尿閉などがみられる。他にも循環器系に与える副作用があり、心伝導障害、起立性低血圧（立ちくらみ）が問題となる。

一九八〇年ごろより、従来の三環系抗うつ薬と比較して副作用が少なく、作用機序が若干異なる薬物が開発された。これらを、第二世代の抗うつ薬と総称し、主として四環系抗うつ薬に属するものであったが、それ以前の薬物と比較して、うつ病に対する有効性に大きな差はみられなかった。

臨床試験などの結果からみると、うつ病に対する抗うつ薬一剤による有効性は、五〇〜七五パーセント程度である。抗うつ薬が著効するケースは、この半分程度であると思われる。逆にまったく効果のないケースも存在し、その場合は、抗うつ薬を変更しなければならない。症例によっては、二～三種類の抗うつ薬の併用が必要となる場合もみられる。

新規抗うつ薬

一九九〇年代以後、先に述べたSSRIおよびSNRIと呼ばれる抗うつ薬が、広く用いられている。SSRIは脳内のセロトニン濃度を選択的に上昇させる作用を持つが、SNRIはセロトニンとノルアドレナリン両者の濃度を上昇させる。うつ病においては、脳内神経伝達物質であるセロトニンとノルアドレナリンの機能低下が想定されており、抗うつ薬はセロトニン系、あるいはノルアドレナリン系を活性化させる働きを持つ。

これまでの抗うつ薬にはさまざまな副作用があり、特に高齢者では、あまり使いやすいクスリではなかった。一方これらの新規抗うつ薬の副作用は、吐き気など消化器系の症状がみられる以外は比較的軽微で、高齢者においても安心して投与することが可能となった。

現在の日本で、厚生労働省が認可したSSRIは四種類あり、フルボキサミン（商品名デプロメール、ルボックス）とパロキセチン（商品名パキシル）、セルトラリン（商品名ジェイゾロフト）、エスシタロプラム（商品名レクサプロ）である。欧米でシェアの大きかったプロザックは承認されなかったので、日本では個人輸入でプロザックを手に入れることが一時は流行した。またSNRIとして使用可能なのは、ミルナシプラン（商品名トレドミン）とデュロキセチン（商品名サインバルタ）、ベンラファキシン（商品名イフェクサー）の三種類である。

抗うつ薬の投与に際して、ある症状に対してどの薬物を選択したらよいのかという、スタンダードな処方の仕方に関して定説はない。最近ではSSRIやSNRIなど副作用の少ない薬物を第一選択薬として使用すべきであるという考え方が主流であるが、反対意見もみられている。

一九九〇年代の後半からは、治療の定式化を図ろうとする動きがみられている。これは特定の病像に対して使用すべき薬物をあらかじめ定めておこうとするものであり、標準的な薬物の使用方法を提唱している。これを、「治療のアルゴリズム」と呼んでいる。

うつ病以外にも「うつ状態」を示す疾患は数多い。抗うつ薬が最も有効であるのは、うつ病の中でも、「内因性うつ病」の特徴を持つものである。それ以外のうつ病やうつ状態では、抗うつ薬の有効性は低い。とくに思春期、青年期においては統合失調症の初期症状やパーソナリティ障害（人格障害）のうつ状態をうつ病と誤診することが多いので、注意が必要である。

新規抗うつ薬と三環系抗うつ薬の効果を比較した研究では、両者の有効性に大きな差はないとする結果が多い。重症のうつ病の治療については、むしろ三環系抗うつ薬の有効性が大きいという報告もみられている。また価格的には圧倒的に三環系抗うつ薬が安価であり、実際の診療ではこの点も検討する必要がある。

SSRIの副作用

近年、SSRIに対するバッシングがジャーナリズムを中心として行われた。欧米でも同様の動きがあったが、すでに数年前に鎮静化している。

新規抗うつ薬、とくにSSRIの副作用としてこの数年あまり自殺との関係が問題視されてきた。うつ病を改善し自殺のリスクを減らすはずの抗うつ薬が、逆に自殺を促す作用があると一部の研究者が指摘した。

二〇〇〇年代の初頭、特定の抗うつ薬が若年者において自殺企図を誘発する可能性が高いという報告がなされた。この結果、薬物の使用に制限が加えられた時期がある。しかし、その後の研究はこの説を必ずしも支持しなかった。

現在では多くの国の公式の見解は、薬物を特定せずに、抗うつ薬全般について自殺企図のリスクに注意を払うようにという勧告に変化している。いずれにしろ、うつ病の急性期では、自殺のリスクに常に注意する必要がある。これは基本的な心構えであり。あらためて言うまでもない。

さらに、ＳＳＲＩが攻撃的な他害行動を引き起こすというセンセーショナルな報道もなされている。

ＳＳＲＩによって誘発された不安、焦燥感を中心とした症状は、「賦活症候群」と呼ばれている。この症候群においては、次のような症状が出現するとされている。

1　不安・焦燥
2　衝動性、易刺激性
3　強迫的な思考や行動
4　急激に増悪する自己あるいは他者に対する攻撃性
5　刺激性および躁《そう》状態と抑制の混合状態

しかしながら、このような症状はＳＳＲＩだけに生じるものではない。これまでの抗うつ薬によっても、同様な症状の出現はみられていた。

うつ病は、症状がもっとも重症な時期よりも、その回復期に自殺の危険性が高まることが知られている。これはこの時期においては心身の活動性が高まることが自殺に結びつきやすいためと説明されてきた。実際には、入院などによって現実的な問題から離れていられたものが、再びそれに直面化することによってうつ状態が悪化するという側面が大きいようである。

抗うつ薬の服用中に、不安、焦燥感が悪化する例が存在するのは確かである。しかしそれが、経過の中で精神症状が変化したものなのか、周囲の環境を原因とするものなのか、あるいは薬物の影響が大きいのか決めることは困難な場合が多い。

二〇〇九年の春以降、抗うつ薬によって衝動性、攻撃性が増加するという記事がセンセーショナルに繰り返し報道された。しかしながらこの点を医学的に検証した記事はなく、憶測によるものが多い。

うつ病の治療経過においては、衝動性や攻撃性が一時的に亢進《こうしん》することはよくみられる。あるいは、「うつ状態」が、「軽そう状態」「躁状態」に変化することもしばしばある。だが、このような精神症状の変化は、抗うつ薬の投与とは必ずしも関連しない。

また躁状態とうつ状態がともにみられる「混合状態」となることもある。いずれにしても、躁状態においては攻撃的な言動は起こりうるものである。しかしそれが、重大な他害行為にまで進展しやすいという実証的なデータは存在していない。科学的なデータが存在しないにもかかわらず、一般の人々の不安をあおるような報道は控えるべきであり、ジャーナリズムの姿勢が問われる。

抗不安薬

抗不安薬は、通常「精神安定剤」、あるいは単に「安定剤」と呼ばれている薬物である。抗不安薬の大部分はベンゾジアゼピン系の薬物であり、脳の神経細胞の興奮を抑制する作用がある。SSRIなどの抗うつ薬も抗不安作用があり、パニック障害などに使用される頻度が増えているが、ここでは割愛する。

抗不安薬は、不安感、緊張感に対して効果がある。臨床的には、さまざまな疾患に投与されているが、パニック障害などの神経症性疾患とうつ病、うつ状態に対して用いられる頻度が高い。

代表的な抗不安薬として、作用時間の短いアルプラゾラム（商品名ソラナックスなど）、ロラゼパム（商品名ワイパックスなど）などと、作用時間の長いジアゼパム（商品名セルシンなど）、ブロマゼパム（商品名レキソタンなど）などがあるが、基本的な効果や副作用は大きく異なるものではない。

抗不安薬の副作用として最も重要なものが眠気である。服用時には車の運転は避けることが望ましい。その他の副作用として、ふらつき、めまい、脱力などがみられることがあるが、いずれも一過性である。

抗不安薬の依存性については、通常量の服用に関しては、臨床的に問題となる例はわずかである。しかしながら、数か月以上連続して抗不安薬を服用していた場合、段階的な減量が安全である。急激に抗不安薬を中断すると、リバウンドによる症状悪化の可能性がある。

多量の抗不安薬の使用を継続した場合、身体的な依存を生じることがある。一方自殺企図などのケースにおいて、抗不安薬や睡眠薬を大量服用するケースは数多い。こうしたベンゾジアゼピン系薬物の大量服用によって生命にかかわる事態に及ぶことは比較的まれであるが、高齢者や他の身体的疾患がみられる場合には、呼吸抑制を生じて死に至る例も報告されている。

睡眠薬

睡眠薬は、精神科だけでなく、内科などの一般開業医においてもよく処方されている。不眠症の多くは生理的なものであり、高齢者では特に頻度が高い。しかし、睡眠時間が多少短くても、必ずしも病的とは言えないので投薬は必須《ひっす》ではない。

一方、うつ病や統合失調症では、睡眠障害はほぼ必ず現れる症状である。これらの疾患では、睡眠状態を改善することが治療の重要な一歩となることが多い。服薬により睡眠を改善するだけで、うつ病の症状の改善がみられることもある。このため、睡眠薬の投与は欠かせないことが多く、きちんと毎晩服用すべきケースが大部分である。

睡眠薬の大部分は、抗不安薬と同様、ベンゾジアゼピン系という系統の薬物である。薬理学的には、作用時間の長短以外に大きな差はみられない。

通常、治療初期には、作用時間の短い薬物から投与を開始する。現在使用されている薬物では、ゾルピデム（商品名マイスリー）、トリアゾラム（商品名ハルシオンなど）が代表的なものである。作用時間が中期から長期のものとしては、フルニトラゼパム（商品名サイレース、ロヒプノールなど）などがよく使用されている。

前述したように、近年の日本のマスコミでは、抗うつ薬のバッシングがさかんに行われていた。しばらく前には、睡眠薬であるハルシオンが「危険なクスリ」と非難を浴びていた。当時は、ハルシオンを用いた「睡眠薬遊び」が高校生などの若年層で流行していたからである。

このため、ハルシオンは薬物中毒をもたらすものとして危険視されることになったが、ハルシオンだけが特別危険性が高いということはなく、他の睡眠薬でも類似の作用はみられた。それにもかかわらず、ハルシオンがやり玉にあげられたのは、睡眠薬の中でハルシオンのシェアが圧倒的に高かったためであった。

睡眠薬の副作用としては、翌日に眠気、ふらつきなどの「持ち越し効果」がみられることがあげられる。この副作用は、薬物の種類と量を調整することで対応可能である。

また頻度は高くないが、「奇異反応」と呼ばれる副作用がある。これは睡眠薬の服用後に衝動性を伴う軽度の興奮状態が出現するものであるが、まれな現象である。

高齢者においては、不眠に対して睡眠薬を投与しても逆にもうろう状態となり、抑制を欠いた行動をとることがある。またアルコールとの併用は避けるべきである。

睡眠薬と抗不安薬はともにベンゾジアゼピン系の薬物であるが、長期間服用を継続しても安全性は高い。耐性が生じて、次第に投与量が増える頻度はわずかである。それにもかかわらず、一部にベンゾジアゼピン系の薬物に依存する例は散見し、医療関係者に多い。

その他の薬物

気分安定薬とは、主として躁うつ病（双極性障害）に対して用いられる薬物の総称である。気分安定薬には、躁状態とうつ状態の両方に効果があり、またうつ病相、躁病相の出現を予防する働きがある。

気分安定薬としては、以前からリチウムが主として躁状態に用いられていた。その後、抗てんかん薬の一部において、リチウムと同様の効果がみられることが明らかとなり、現在ではバルプロ酸、カルバマゼピン、ラモトリギンなどが気分安定薬として広く用いられている。また非定型抗精神病薬も気分安定薬として使用されることがある。

精神刺激薬（中枢神経刺激薬）は、覚醒《かくせい》作用を持つ薬物の総称であり、神経伝達物質であるドパミン、ノルアドレナリンの亢進作用を持っている。薬剤としては、アンフェタミン類（アンフェタミン、メタンフェタミン）、メチルフェニデートなどが知られている。アンフェタミン類はいわゆる覚せい剤であり、現在は乱用物質として法的に取り締まりの対象となっているが、かつては過眠症などの治療薬として使用されたこともあった。

メチルフェニデート（商品名リタリン、コンサータ）は、ナルコレプシー、周期性過眠症などの睡眠関連疾患の他、ADHDなどに有効である。しかしながら乱用者が多数みられたことにより、現在では使用が制限されている。

抗てんかん薬（抗けいれん薬）は、てんかんおよびてんかん発作（けいれん発作）に対して用いる薬剤であり、その有効性は確立している。てんかんに対しては、抗てんかん薬を長期的に投与することが必要となる。代表的なものとして、フェニトイン、フェノバルビタール、バルプロ酸などがある。前述したように、抗てんかん薬の一部は気分安定薬として、躁《そう》うつ病にも用いられている。

抗酒薬は、アルコール依存症に対して用いられる薬物である。この薬を飲むとアルコールが飲みたくなくなるというわけではない。抗酒薬を服用中に飲酒すると、動悸《どうき》、頻脈、顔面紅潮などの不快な身体的反応が起こる。つまり抗酒薬は、このような身体的な不快な反応によって飲酒を心理的に抑制するための薬物であり、服用する前提としてまず断酒することが必要である。

薬物依存

薬物依存には、「精神依存」と「身体依存」という二つの側面がある。精神依存とは文字どおりその薬物を常時使用せずにはいられない精神状態である。一方身体依存とは、薬物を中止すると身体機能のバランスが失われ「離脱症状」がみられる状態をいう。たとえばアルコール依存症の場合は、急に飲酒をやめると手指の震え（これを「振戦」という）や、幻視、幻聴、意識障害などが生じる。これが身体依存による離脱症状であり、アルコール離脱による「せん妄」と呼ばれるものである。

薬物依存を生じる薬物は、大きくアップ系とダウン系に二分される。アップ系は中枢神経の興奮作用を中心とする薬物で、覚せい剤やコカイン、メチルフェニデートなどがある。ダウン系は抑制作用を中心とする薬物で、アヘン類（麻薬）、アルコール、ベンゾジアゼピン系の抗不安薬などが代表的なものである。

薬物の種類によって、精神依存と身体依存の程度は異なる。アルコールやアヘン類では両者が生じるが、覚せい剤は精神依存のみで身体依存は伴わない。

日本において、もっとも代表的な依存性の薬物は覚せい剤であり、覚せい剤取締法による検挙者は後を絶たない。覚せい剤は、通称を「シャブ」という。これは、ヒトの骨までしゃぶる、財産や命までことごとく奪うという意味から由来している。

覚せい剤は正規の医薬品として、販売もされていた。「ヒロポン」というのが、覚せい剤の錠剤の名称である。この「ヒロポン」という商品名は、ギリシアの勤勉を司《つかさど》る神ヒロポノスに由来する。覚せい剤は、他に、「スピード」や「アイス」などさまざまな呼び名を持っている。

第二次大戦中、覚せい剤は意識を高揚させ、恐怖感を取り除く薬として、特攻隊の飛行士に用いられたり、眠気を取り除き集中力を増進させるため、軍需産業の労働者に与えられたりした。戦後この軍需用の覚せい剤が大量に市場に出回り、覚せい剤の乱用者が急増した。これが覚せい剤の第一次乱用期である。

その後覚せい剤取締法の制定によりいったん乱用者は減少したが、昭和五十年代ごろより暴力団の資金源として広く市場に出回るようになっている。

覚せい剤は自分で静脈注射をして使用するのが、錠剤として服用するよりも一般的である。最近では吸引する方法も行われている。

覚せい剤が投与されると、注射の直後から大きな自信と意気軒昂《けんこう》な気分が生じ、やがてジェットコースターに乗って宙を舞うような感じが引き起こされる。さらに無限の力を得て、何事も思いのままに操ることができると感じる。しかし薬の効果があるのはごく短時間であり、その後に強い疲労感、虚脱感に襲われる。

さらに重要な点は、覚せい剤の乱用によって、幻覚、妄想などの病的な症状が高率で生じることである。これを「覚せい剤精神病」と呼んでいる。このような「精神病性」の症状は薬物の使用によって一過性にみられる場合もあるが、一部の患者では覚せい剤の摂取をやめてからも長期間持続することもまれではない。

日本では違法な薬物の使用には厳罰が科せられる。再犯以降は実刑となることがほとんどであるが、刑罰の抑制効果はわずかしかみられない。薬物依存の治療については、教育やリハビリテーションという観点が必要となるのは周知の事実であるが、わが国の矯正施設は、こういった視点がわずかしかない。現状では刑務所の入所者の約半数が薬物事犯という施設もみられることを考えると、薬物事犯に対する政策を大きく転換する必要がある。

第十章　精神科と医療費

医療費の問題

そもそも精神医学についての書物において、医療費の話をすることは、興ざめであるかもしれない。一般の読者の方からすれば、医者や医学の研究者は、病気のメカニズムの医学的側面や治療法について語ればいいのであって、医療費などという金に関係する話は、金もうけしか頭になく、新しい医学をろくに勉強していない一部の開業医たちに任せておけばいいという見解もある。

しかし、こういうステレオタイプな見解には大きな誤解があり、開業医の先生方が金もうけばかり考えているということはない。もっとも病院の責任者が、常に経営について苦慮していることも事実である。

その一方で、医療の経済的な面を軽んじる、あるいは積極的に軽蔑《けいべつ》する考え方は、医学の世界では一般の人々以上に強いものがある。精神科に限らず、医学関係にはさまざまな大小の学会、研究会が存在しているが、医療費や医療の経済的な側面が学会のシンポジウムや討論会のテーマになることはわずかしかない。

また、こうした内容が専門雑誌の特集となることもまれである。そんな程度の低いテーマは、「事務屋」に任せておけばよい、学会で話を聞くなら新しい薬や治療法の話を知りたいというのが、多くの医者の認識であるようだ。

しかしながら、このような医者の考えは、医療現場の現実と大きなずれがある。あるいは医者たちは、現実の医療の中に存在している重大な側面を見逃していると言ってよいであろう。一般の人たちの印象とは異なり、現在の社会の中で、医療というものはペイしない「産業」になりつつあり、医療の経済的な側面を根本的に見直す必要があるからである。

第一に、医者自身も、一般の人々も、現在の医療システムの中で、医者は非常に「安く」使われていることを認識する必要がある。

わかりやすい例をあげてみよう。大学病院や公立病院などにおける当直料の相場は、一晩で一万円前後である。これはほぼ全国一律で、診療科によって差はつけられていない。若手もベテランも同一賃金である。この相場はこの二十年あまりほとんど変わっていない。ただし民間病院の当直料は、これより高額である。

当直の時間帯は、日勤の終了から翌朝までであるから、拘束時間はおよそ十六時間ということになる。これを時給に換算すると、わずか六百二十五円である。他の仕事と比較してみよう。コンビニの深夜勤務は時給千円以上であることを考えると、当直の医者はコンビニの学生アルバイトの店員よりはるかに安く働いていることになる。

ところが実際は、一万円でも当直料がもらえるだけでもまだましなのだ。若手の医者は病院で正式なポストについていないことが多い。大学院生であったり、研究生であったりする。身分はさまざまであるが、こうした正規の職員でない医者には、常勤の医者と同じ仕事をしているにもかかわらず、当直料や時間外手当が支給されていないことも多い。

そうは言っても、実際の医者は高収入ではないかという反論が当然みられるであろう。しかし実際には一般の勤務医の収入は同年代のサラリーマンと大差なく、若手の医師はむしろ低収入である。高収入であるのは、一部の開業医のみというのが現実である。

さらに大学病院などにおいては、若手の医者の人件費は無給のことも多く、同年齢の事務職よりもかなり低い。大病院はこうした収入の少ない医者の労働によって支えられているのが現状である。

ジャーナリストの堤未果《つつみみか》氏は、医者の待遇のよいアメリカでも、医師賠償保険の支払いができないために、廃業した外科医の例を報告している。

医療崩壊

この数年あまり、病院の倒産、閉鎖がひんぱんに報道されている。数年前では信じられない事態であるが、千葉の銚子《ちょうし》市立病院など、地域の中核であった公立病院までが廃業に追い込まれた。あるいは閉鎖まで至らないまでも、特定の診療科が、その科の医師を確保できなかったために、長期の休診に入るといったことも珍しくない。

こうしたことは医師不足に悩む地方ばかりでなく、都内や近県でもみられている。埼玉県のある総合病院では退職した医師の後任を招聘《しょうへい》できなかったために、精神科の診療を廃止した。

医師不足についてはしばしばジャーナリズムの話題にのぼるが、この問題については大きな誤解がある。単に医師不足が、医療崩壊をもたらしているわけではない。医師の数はこの十年あまり増加している。医師不足が顕在化したのは、医師を適正に配分するシステムが崩壊したためであり、その原因を作ったのは実は厚生労働省であった。

真っ当な病院の経営が苦しい状態であるのは、今に始まった事態ではない。大学病院、あるいは多くの国公立病院の大部分は、長年にわたって赤字経営を続けてきた。

これまで赤字であるにもかかわらず、倒産まで至らなかったのはどうしてかというと、大学病院には政府などから大規模な補助金がつぎこまれ、国公立病院は税金で補《ほ》塡《てん》されていたからであった。しかしながら昨今の経済的不況によって、税金による支援も困難となる一方、厚生労働省の「悪政」によって医師不足に拍車がかかる事態となった。

この悪政とは何かというと、平成十六年度に始まった医師の新臨床研修制度である。

このシステムはすべての医師が全科の基本的な技能を身につけるという発想で始められたものである。その理念は適切なものであったにもかかわらず、厚生労働省と文部科学省の縄張り争いに利用され、結果として地方の医師不足を強く推し進めるものとなった。

医療とはたいへんな人手と手間のかかるものである。その上、迅速性も求められる。この点を、一般の人々は十分に認識する必要がある。経費がないと言ってスタッフの数を減らせば、それはそのまま医療の質の低下につながることになる。

入院施設のある医療施設には、夜間や休日の当直勤務をする医者や看護スタッフが必要である。さらに夜間などに救急患者を受け入れるためには、通常の夜勤のスタッフだけでは対応できないため、さらに人員が必要となる。

これに加えて、医者の技量の問題もある。十分な臨床の技量を持った医師を確保することは、さらに困難なことになっている。

現在、多くの病院は診療に必要な最低限の医療スタッフを確保することさえ困難となっている。それには多くの要因が関連しているが、最も重要な点は、厚生労働省が定めている医療費の保険点数にある。現在の保険体制においては、病院が良心的で質の高い医療を行うほど大赤字となってしまうからだ。

保険診療

日本は国民皆保険の国家である。少なくとも建前上は、すべての国民が健康保険を利用できるということになっている。日本の保険制度は、大きく分けると、サラリーマンを対象とした「健康保険」と、自営業者などを対象とした「国民健康保険」に大別される。この数年、低所得者層を中心として国民健康保険の保険料の不払いが増加し、健康保険の制度そのものの屋台骨が揺らいでいることは重大な問題であるが、ここではその点にはふれない。

一部の例外は除いて、国民はこの二種類の健康保険のいずれかに加入している。保険を利用することによって、自己負担の額は通常、医療費の三割である。

まず知っておく必要があることは、個々の医療行為一つ一つにその「値段」が国家によって定められているという点である。この値段を「保険点数」という。保険点数は全国一律で、豪華な施設のある大病院でも町中の小病院でも基本的には区別されない。

保険点数は一点が十円に相当する。たとえば初診料は、一律二百七十点であり、これは二千七百円に相当する。したがって初診料については、患者の自己負担は、二千七百円の三割にあたる八百十円となる。診療費は初診料だけではすまない。検査の費用などがこれに上乗せされる。保険点数には細かい規定があり、休日や深夜の受診においては、高額となる。たとえば、深夜における初診料は七百五十点と決められており、通常の三倍ほどとなっている。

複雑な保険点数のシステムには改善すべき問題は多い。だがより重要であるのは、次の点である。それは病院の規模やスタッフの質、施設の充実度についての配慮が十分ではない点である。保険点数のシステムでは、どの病院でも可能な一般的な診療行為に対する保険点数が比較的高く設定されているのに対し、大規模な病院でしかできない高度な医療行為は低い点数で抑えられている。

つまりどんなに手厚く、時間をかけて患者を診療しても、あるいは多くのスペシャリストを医療チームとしてそろえていても、保険点数においては、ほとんど意味がなく、高収益にはつながらない。むしろ一人の医者が時間をかけずに、多くの患者を診察する方がはるかに、収益はあがるシステムになっている。

これは大規模な病院ほど、不利な制度である。街中の小規模の開業医の方が、金を稼ぐという観点からは、はるかに効率がよい。重症な疾患に対して手間のかかる手厚い治療をしても、それはほとんど病院の利益に結びつかないからである。むしろ赤字を助長することもある。

最近、救急患者のたらい回し、あるいは受け入れ拒否についての記事が、新聞などで報道されることが多くなった。これには多くの要因が関連しているが、問題点の一つとしてこの保険点数の問題がある。現状では常時患者の受け入れが可能な救急施設を作っても、保険診療上はペイするどころかかなりの赤字になる可能性が大きいため、一向に改善が進まないのである。

疾患の重要性

ここまで述べてきたように、現状では日本の医療費は適切に分配されていない。より重要性の高い疾患やそれに関連する施設に対して重点的に医療費は支払われるべきであるにもかかわらず、現実には従来の関連団体の圧力によって一向に改まる気配はない。

たとえば、救急医療や産婦人科、小児科に対しては、大幅に保険点数をアップする必要がある。また精神科領域に対しては、増加し続けるうつ病や自殺未遂の方に対する治療施設への手当てを充実させるべきである。しかしながら、行政の対応は遅れている。

ある疾患の重要性は、多様な側面を持っている。まず患者としての個人に対する意味と、社会的な意味合いは異なっている。その病気に罹患《りかん》することが個人的にはどんなに重大な出来事であったとしても、必ずしもその疾患の社会的な意味が大きいとは言えない。

たとえば、精神疾患の中に、パニック障害という疾患がある。パニック障害では、身体的な疾患が存在しないにもかかわらず、突然、動悸《どうき》、呼吸困難、めまいなどの発作(パニック発作)を繰り返し、これに強い不安、恐怖感を伴う。パニック発作を繰り返して起こすと、次第にまた発作が起きるのではないかという不安が増大し、外出などの行動を制限されることがみられる。

ある個人にとってパニック障害は重大な意味を持つ。パニック発作によって生活全般を制限されるし、辛《つら》い症状もある。しかし社会的にこの疾患が大きな意味を持っているとまでは言えない。なぜなら、パニック障害の多くは治療で相当程度の改善がみられる上に、職業生活を大きく障害するまでには至らないことが多いからである。症状が重篤でなく短期間で改善する病気であれば、個人が罹患した意味合いは必ずしも大きなものではないかもしれない。しかし、軽症であっても感染性が強く感染者が急速に拡大することがみられるとしたら、社会的なインパクトは大きい。

少し以前のことになるが、こうした視点からみたとき、二〇〇九年の春に、北米でまず拡がり、その後日本でも感染者が多数出現した新型インフルエンザはどう評価すべきであろうか。幸いなことに、日本においては、新型インフルエンザに罹患しても、重症化する比率は高いとは言えなかった。むしろ、従来のインフルエンザより、臨床的な症状は軽症であったかもしれない。

しかし重症化の懸念と感染性の強さから、社会的なインパクトは強烈で、過剰とも言える警戒態勢が国際空港などで取られたことは周知の通りである。こうした施策を振り返ってみれば、一部の政治家のパフォーマンスに煽《あお》られた「水際作戦」は、医学的には無意味なものであった。むしろ地道な感染予防対策や治療法の開発に力を注ぐべきであった。

適正な予算配分のために

一般的な見解として、疾患の重症度と社会的なインパクトが、ある病気の「重要性」を決定する。その結果が、行政機関による予算配分に影響を及ぼす。ただしこの重要性は時とともに変化するものであり、かつては難治の疾患だったものが、画期的な治療薬の開発によってルーチンの病気となった例は数多い。

行政当局の予算配分といっても、その内容は単純ではない。一部は前述した保険点数の問題であり、治療薬の薬価の問題であり、さらには医療関係者の給与や研究機関への研究費の配分にも関連してくる。

周知のように、近年、わが国において、国民医療費を始めとした医療、福祉関連の支出は急増している。行政当局はその抑制にやっきになっているが、急速な人口の高齢化が進行している現在、あまり有効な対策はないようである。周知のように、この数年、医療費の総額が急激に増加している。

最近十年以上にわたって、医療費については入院期間の抑制政策がとられていることに加え、患者側からみれば、障害者自立支援法の制定などによって、自己負担が増加するように誘導されている。批判が大きい介護保険の判定基準の改定も、行政の支出を減らすための施策であった。こうした政策の結果、全体的に見て医療の質やサービスが看過できないほど低下していることは明らかである。

財政当局の方針とは逆方向になるが、個人的な意見としては、むしろ全省庁的な予算配分の方法を変更し、医療、福祉関連の予算を相当程度増大させるように、基本的な政策を転換すべき時期に来ていると思われる。他の先進国と比較した場合、日本の医療福祉関連の支出のGDPに占める比率はいまだに低い。

しかしながら、現状においては、限られた予算の中に多くの疾患が割り振られており、予算の総額の増加は期待できない。保険点数のシステムの変化も、そう簡単には期待できない。つまり限られたパイの中で、各診療科が予算を奪い合う形となる。

精神疾患、特にうつ病に関する予算措置が不十分である、あるいはきわめて少ないのが現状である。過去のデータによると、国民医療費の中における精神疾患の占める割合は、約八パーセントであるが、その大部分が精神病院の長期入院者の費用で占められており、うつ病などの重要性の高い疾患に対しては、ごくわずかしか配分されていない。

精神疾患の重要性は、社会的にも、行政当局からも、十分に認識されていない。この点について、疾患の社会的な重要性の指標である「ＤＡＬＹ」について述べることによって論じたい。

ＤＡＬＹ

ＤＡＬＹ（disability-adjusted life year／障害調整生存年）は、近年国際的な公衆衛生の施策において利用されている健康指標であり、一九九〇年代にアメリカの医療経済学の研究者であるマレイらによって開発されたものである。ＤＡＬＹとは、ある傷病あるいは傷病群が集団に与える影響で、ある疾病による負担（burden of disease）を定量化するために用いられる。疾病による負担は、死亡によるものと障害によるものを加算したものである。

死亡による負担をＹＬＬ（year of life lost／生命損失年数）、障害による負担をＹＬＤ（years lived with a disability／障害損失年数）と呼び、ＤＡＬＹとはこのＹＬＬとＹＬＤの和である。簡単に述べれば、ＹＬＬとは、「早死にすることによって失われる年数」であり、ＹＬＤとは、「障害を有することによって失われる年数」を意味する。

ＹＬＬは、「死亡数」と「平均余命」の積として求められる。ＹＬＤの算出には、疾患ごとの重み付けの値（効用値）を必要とする。マレイらの研究においては、障害の重み付けを七段階に分類した効用値が用いられた。効用値は、「完全な健康」を１とし、「死に等しい」を０として段階的に評価したものである。ＹＬＤは、「障害の発生数」、「効用値」、「状態が安定するか死亡するまでの年数」の積として求められる。計算式を示すと以下のようになる。

ＤＡＬＹ＝ＹＬＬ＋ＹＬＤ
ＹＬＬ＝（死亡数）×（平均余命）
ＹＬＤ＝（障害の発生数）×（効用値）×（状態が安定するか死亡するまでの年数）

ＤＡＬＹは保健政策の優先課題を合理的に決定可能にする指標として注目を浴び広く用いられている。ところが、ＤＡＬＹには、「障害を持ちながら健康に生活する」という考え方と相反しているなどという批判がなされたため、ＤＡＬＹに替わる指標作りも報告されている。その例として、「ＷＨＯ国際生活機能分類—障害機能分類」を基にした障害の社会モデルを用いて、リハビリテーションや福祉的取り組みの効果を加えた、「活動制限スコア（Activity limitation score）」「参加制約スコア（Participation restriction score）」などが提唱されている。

うつ病のＤＡＬＹ

ＷＨＯの報告書によれば、二〇〇四年においてうつ病のＤＡＬＹは全疾患の中で第三位で、全体の四・三パーセントを占めていた。さらにＷＨＯは、二〇三〇年において、うつ病のＤＡＬＹは全疾患における第一位となり、全体の六・二パーセントを占めると予測している。

次にＤＡＬＹを国別に検討した研究について報告する。Schopperらは、スイスのジュネーブにおいて、ＤＡＬＹの検討を行った。その結果、うつ病のＤＡＬＹは、全体の第二位で六・九パーセント、男性においては第五位（四・三パーセント）、女性においては第一位（一〇・〇パーセント）を占めた。またJankovicらは、セルビアにおけるＤＡＬＹの検討を行っている。その結果、うつ病のＤＡＬＹは、虚血性心疾患、脳血管障害、肺がんに次いで四番目に多かった。

ヨーロッパ以外のデータも報告されている。シンガポールの医師であるプーアらは、自国におけるＤＡＬＹを報告した。その結果、「不安とうつ病」のＤＡＬＹは、糖尿病、虚血性心疾患、脳卒中に次いで四番目であった。また米国におけるデータにおいても、虚血性心疾患、脳血管障害、交通事故に次いでうつ病のDALYは第四位、全体の四・一パーセントを占めている。日本においても、マレイらの協力を得て、DALYの算出が行われた。その結果、「うつ病性障害」のDALYは第三位であった。DALYは疾病による負担の指標であるとともに、医療的処置や予防対策の効果、医療経済的な指標としても有用なものであり、現在のところこれに替わる指標は開発されていない。本論で述べてきたが、多くの研究において、うつ病の疾病および障害全体のDALYに占める割合は五パーセント前後の値を示しており、各国でほぼ一致している。この結果は、うつ病による社会的な損失がきわめて大きなものであることを意味している。

それにもかかわらず、わが国において、うつ病に対する医療費の総医療費に占める比率は低い。保険点数の総額に占める気分障害の割合は近年増加傾向にあるとは言え、一〜一・五パーセント程度に過ぎない。しかもこの値は、資料の制約によって気分障害の全体の値しか算出されていないため、うつ病のみに限れば、さらに小さな値となる。うつ病のDALYに占める比率は全疾患の五パーセント前後であることを考慮するならば、少なくとも現在の二〜三倍以上の医療費をうつ病に対して支出すべきである。

近年急増しているうつ病や自殺の問題に対して、精神科医が、よりよい治療的対応を心がけることは重要であるが、それだけではこの問題に対する対策としては不十分である。うつ病の社会的な重要性を一般社会だけでなく行政担当者に認識してもらい、うつ病に対する十分な予算的措置を講ずるようにさせることが求められている。今後も医療費の総額は限られたものであることを考えると、他の疾患と比較してうつ病が社会的に重大な問題であることを、精神科医が強く主張していく必要がある。

おわりに

本書をお読み頂き、さらに詳しく精神医学、精神医療に関して知りたいという読者の方のために、以下の書籍をおすすめしたい。
精神医学全般の教科書としては、次のものがあげられる。この本は医学生を対象としたものであるが、一般の方にもさほど難解ではない。
『現代臨床精神医学』（大熊輝雄　金原出版）
パラメディカル用の教科書としては、次のものがわかりやすい。
『精神医学テキスト――精神障害の理解と治療のために』（上島国利、立山萬里、三村將編　南江堂）
次に示すものは、精神医学における百科事典的な全書である。詳細な記述もみられるが、必ずしもその分野の第一人者が執筆していない項目も多く、内容的には玉石混交である。
『臨床精神医学講座』（中山書店）

司法精神医学、精神鑑定の分野については、『刑事精神鑑定講義』（秋元波留夫　創造出版）、『司法精神医学と犯罪病理』（中谷陽二　金剛出版）、『精神鑑定医の事件簿』（風祭元　日本評論社）、『精神鑑定の乱用』（井原裕　金剛出版）があげられる。

精神疾患に関するドキュメンタリーとして、『精神病棟の二十年――付・分裂症の治癒史』（松本昭夫　新潮文庫）、『火星の人類学者――脳神経外科医と7人の奇妙な患者』（オリヴァー・サックス　ハヤカワ文庫NF）、『生きがいについて』（神谷美恵子　みすず書房）、『累犯障害者』（山本譲司　新潮文庫）が推薦できる。

病跡学の分野では、『漱石文学が物語るもの――神経衰弱者への畏敬と癒し』（高橋正雄　みすず書房）が出色である。

本書の執筆にあたっては、角川学芸出版、大林哲也氏、宮山多可志氏にたいへんお世話になりました。ここに感謝の意を伝えます。

最後になりましたが、本書に記載された患者さんたちの名前や病歴などは、本人を特定できないように改変している場合があることをお断りしておきます。

文庫版おわりに

本書は、平成二十二年に刊行した『やさしい精神医学入門』について、その内容を改訂した一冊である。この八年間における精神科領域における大きな変化としては、発達障害に対する関心の高まりがあげられるだろう。

従来、発達障害は児童・思春期の疾患と考えられ、主として小児科領域で扱われることが多かったが、成人になっても症状が持続する例が多いことが明らかとなり、一般の精神科における受診者が増大した。

今では信じられない話であるが、かつては親の養育の仕方が自閉症など発達障害の原因であると本気で主張する研究者も珍しくはなかった（現在では完全に否定されている）。一九九〇年代になり、欧米においては、発達障害の多くが成人になっても症状が持続すること、様々なケアが必要なケースも存在することが明らかになってきた。遅れて日本でも、二〇〇〇年代になって同様の動きがみられるようになった。

けれども残念なことに、日本においてクローズアップされたのは、現在のＡＳＤ（自閉症スペクトラム障害）の一部であるアスペルガー障害であり、他の発達障害は注目されることはなかった。医療の世界でも一般社会でも、「空気の読めない」「他人の気持ちがわからない」人をアスペルガー障害とみなす風潮が強くなり、発達障害と言えばアスペルガー障害を意味する誤った図式が定着した。またテレビ番組などでは、「発達障害」という疾患があるように説明することが多いため、本来はいくつかの疾患の総称であることが十分浸透しなかった。

発達障害の中で頻度の高い疾患として、ASDとADHD（注意欠如多動性障害）の二つがあげられるが、実はADHDの方がはるかに高頻度であり、ADHDの特性を持っている人が多数存在していることはあまり知られていない。この点については、一般に広く周知させることが重要であると考えられる。

発達障害に限らず、本文中に述べたように、うつ病などの精神疾患の重要性は一般社会においても大きなものになりつつあり、精神医療、精神科医に対する関心とニーズは高まっている。そのような中で本書が精神医学の理解のために少しでも役立てば幸いである。

本書の改訂にあたり、株式会社KADOKAWA第四編集部大林哲也氏に御尽力頂きましたので、ここに感謝の意を記します。

本書は、二〇一〇年八月に小社より刊行した
『やさしい精神医学入門』（角川選書）を加筆
修正のうえ改題し、文庫化したものです。

精神疾患《せいしんしっかん》

岩波《いわなみ》 明《あきら》

平成30年 4月25日 初版発行
令和7年 1月10日 3版発行

発行者●山下直久

発行●株式会社KADOKAWA
〒102-8177 東京都千代田区富士見2-13-3
電話 0570-002-301(ナビダイヤル)

角川文庫 20906

印刷所●株式会社KADOKAWA
製本所●株式会社KADOKAWA

表紙画●和田三造

●お問い合わせ
https://www.kadokawa.co.jp/（「お問い合わせ」へお進みください）
※内容によっては、お答えできない場合があります。
※サポートは日本国内のみとさせていただきます。
※Japanese text only

ISBN978-4-04-400377-7 C0147

角川文庫発刊に際して

角川源義

第二次世界大戦の敗北は、軍事力の敗北であった以上に、私たちの若い文化力の敗退であった。私たちの文化が戦争に対して如何に無力であり、単なるあだ花に過ぎなかったかを、私たちは身を以て体験し痛感した。西洋近代文化の摂取にとって、明治以後八十年の歳月は決して短かすぎたとは言えない。にもかかわらず、近代文化の伝統を確立し、自由な批判と柔軟な良識に富む文化層として自らを形成することに私たちは失敗して来た。そしてこれは、各層への文化の普及滲透を任務とする出版人の責任でもあった。

一九四五年以来、私たちは再び振出しに戻り、第一歩から踏み出すことを余儀なくされた。これは大きな不幸ではあるが、反面、これまでの混沌・未熟・歪曲の中にあった我が国の文化に秩序と確たる基礎を齎らすためには絶好の機会でもある。角川書店は、このような祖国の文化的危機にあたり、微力をも顧みず再建の礎石たるべき抱負と決意とをもって出発したが、ここに創立以来の念願を果すべく角川文庫を発刊する。これまで刊行されたあらゆる全集叢書文庫類の長所と短所とを検討し、古今東西の不朽の典籍を、良心的編集のもとに、廉価に、そして書架にふさわしい美本として、多くのひとびとに提供しようとする。しかし私たちは徒らに百科全書的な知識のジレッタントを作ることを目的とせず、あくまで祖国の文化に秩序と再建への道を示し、この文庫を角川書店の栄ある事業として、今後永久に継続発展せしめ、学芸と教養との殿堂として大成せんことを期したい。多くの読書子の愛情ある忠言と支持とによって、この希望と抱負とを完遂せしめられんことを願う。

一九四九年五月三日